La femme infertile N'EXISTE PAS !

AVERTISSEMENT

Par souci du respect de l'anonymat, les prénoms et de nombreux détails ont été changés dans cet ouvrage. Cependant, tous les exemples et les histoires cités sont réels. Toutes les femmes dont les histoires sont évoquées dans cet ouvrage, sont aujourd'hui mamans.

Direction éditoriale : Stéphane Chabenat

Édition : Charlotte Sperber

Conception graphique et mise en pages : Florence Cailly

Conception graphique de la couverture : olo.éditions

Les Éditions de l'**Opportun**

16, rue Dupetit-Thouars

75003 Paris

www.editionsopportun.com

Lidia Stankiewicz

La femme infertile N'EXISTE PAS !

Pensons la fécondité autrement

À ma fille et à son père.

Sommaire

Introduction

Je suis praticienne en thérapies brèves. Formée, entre autres, en hypnose ericksonienne et humaniste, sophrologie et programmation neuro-linguistique, je propose aux personnes désireuses de changer le cours de leur vie un accompagnement psycho-corporel permettant d'associer la pensée, le ressenti et l'émotion. Ayant vécu une longue expérience personnelle de l'infertilité, je me suis spécialisée dans l'accompagnement des personnes en mal d'enfant.

Je leur propose un travail de préparation à la conception, un accompagnement durant la grossesse et une aide à la parentalité. Ce travail leur permet de découvrir des schémas personnels constituant des blocages à la procréation et de s'en libérer. Tout au long de ce livre, je vais donc utiliser les termes des techniques de procréation médicalement assistée.

Il s'agit notamment de la fécondation in vitro (FIV) qui est une fécondation réalisée en laboratoire et qui nécessite plusieurs étapes telles que la stimulation ovarienne[1], le déclenchement[2], le prélèvement des ovocytes[3], la fécondation elle-même[4]. Il sera également question de l'insémination artificielle qui est une injection des spermatozoïdes dans la cavité utérine le jour de l'ovulation. Je parlerai de la FIV avec don des gamètes[5], une procréation lors de laquelle sont utilisées les ovocytes d'une femme autre que la maman (la donneuse) et/ou les spermatozoïdes d'un homme autre que le papa (le donneur). Enfin, j'évoquerai la GPA c'est à dire la gestation pour autrui, une grossesse menée par une femme autre la mère qui porte l'enfant issu des gamètes des parents ou des donneurs.

1. Stimulation ovarienne : prise de médicaments hormonaux afin de stimuler les ovaires et améliorer ainsi la production des ovocytes.
2. Déclenchement : injection d'une hormone pour débuter l'ovulation.
3. Prélèvement des ovocytes : ponction réalisée sous anesthésie générale ou locale lors de laquelle le biologiste utilise une aiguille pour recueillir les ovocytes grâce à l'aspiration du liquide folliculaire. De ce liquide sont ensuite extraits les ovocytes.
4. Fécondation : préparation des spermatozoïdes et l'accouplement avec les ovules.
5. Gamète : cellule reproductrice mâle ou femelle qui contient un seul chromosome.

1

De l'infertilité *et de sa* COMPRÉHENSION

Pourquoi ce titre ?

Avant de débuter cet ouvrage, il est essentiel de revenir sur la définition de l'infertilité. Selon le dictionnaire Larousse, l'adjectif « infertile » désigne quelqu'un ou quelque chose d'infécond, qui ne produit rien, alors que le qualificatif « fertile » – du latin *fertilis* – caractérise quelqu'un de productif et capable de procréer. La littérature médicale nous donne de nombreuses définitions, mais toutes s'accordent sur un point commun : être infertile, c'est ne pas être en possession d'un appareil de reproduction en bon état de marche. Il reste que, si le rôle des organes est essentiel en la matière, la fertilité y est néanmoins décrite comme une capacité multifactorielle, influencée par un certain nombre d'éléments dépassant le simple cadre physiologique. Une fonction complexe, dépendant certes de facteurs physiques, mais étroitement liée à l'état mental de la personne.

Évidemment, affirmer que « c'est dans la tête » serait faire preuve d'une certaine légèreté et ne nous avancerait en rien sur cette question. C'est d'ailleurs la raison pour laquelle les gynécologues parlent d'« infertilité inexpliquée ».

Des professionnels de la santé psychique affirment cependant que toute incapacité à procréer serait la résultante d'un conflit intérieur plus ou moins enfoui, et que la conception d'un enfant est un mécanisme inconscient, résultant de l'ensemble du vécu de la personne.

Depuis la première fécondation in vitro (FIV[1]), nous savons que la médecine constitue une aide considérable en matière de procréation. Cependant, malgré l'existence de techniques de plus en plus pointues, les médecins ne peuvent toujours pas garantir aux femmes une grossesse réussie. Nombre de jeunes femmes chez qui aucune stérilité « organique » n'a été diagnostiquée et qui envisagent la FIV comme le moyen le plus sûr de fonder une famille, enchaînent les échecs sans explication. A contrario, celles dont

1. FIV : fécondation in vitro. Méthode de procréation médicalement assistée consistant à prélever des ovocytes et des spermatozoïdes, à concevoir un embryon en laboratoire et à le placer dans l'utérus. C'est en 1978 qu'a eu lieu la première naissance d'un bébé conçu par FIV, Louise Brown.

la stérilité est « actée » réussissent, certes par don d'ovocytes, mais tout de même, à devenir mères grâce à leur corps. En conséquence, les unes et les autres remettent en question les notions actuelles de « la » et de « l'in- » fertilité ! Les premières estiment, en effet, que, s'il n'est pas possible de constater et d'expliquer biologiquement leur stérilité, c'est qu'elles sont fertiles. Les secondes pensent que, si leur corps est capable de porter, nourrir, faire grandir en son sein et faire naître un enfant, il leur est impossible de le concevoir comme stérile.

Devant de tels paradoxes dans les nouveaux modes de conception, les critères de l'infertilité ne méritent-ils pas d'évoluer ? La femme infertile existe-t-elle vraiment ?

De la femme stérile à la femme infertile

La médecine, jusque dans les années 1970, employait le terme « stérile » pour définir une femme ayant des problèmes de fécondité. Mais ce qualificatif, qui avait un caractère trop définitif, a été remplacé par celui d'« infertile ». Pourquoi ce choix ? Ce glissement sémantique est tout autant une conséquence des progrès de la médecine que de l'évolution de notre société.

Comme le décrit Martine Depondt-Gadet dans son ouvrage, *Stérilité et infertilité*[2], avec l'arrivée et la légalisation de la pilule contraceptive, possibilité a été donnée aux femmes de contrôler leur cycle menstruel. Leur était par là même offerte la possibilité d'écouter leurs désirs et d'agir en fonction de leurs projets de vie. Pour expliquer l'action des hormones, l'expression « régulation de la fertilité » a été employée. Cela signifiait que toute femme pouvait se rendre fertile et infertile au gré de ses besoins et faire un enfant lorsqu'elle le désirait.

2. DEPONDT-GADET Martine, *Stérilité et infertilité : Comment débloquer les barrages psychologiques qui entravent la fécondité*, Éditions Dangles, 2011.

Le terme « infertile » entendait, à l'époque, le blocage artificiel de l'ovulation comme le revers temporaire de la fertilité. Ces dernières années, la stérilité devenant un véritable fléau de santé publique et la médecine étant de plus en plus sollicitée pour aider à la conception, le qualificatif « infertile » s'est imposé à tous en lieu et place de l'adjectif « stérile », jugé trop agressif.

Ainsi, aujourd'hui, nous ne parlons presque plus de stérilité mais d'infertilité. Nous ne parlons plus de femme stérile mais de femme infertile. Mais qui est-elle au juste ? C'est celle qui rencontre des problèmes pour avoir des enfants. Et il s'agit aussi bien de la femme qui n'ovule pas correctement tous les mois que de celle qui n'a pas d'utérus. Ce sont toutes les femmes – mères potentielles – prises en charge par la médecine.

Les quatre paradoxes de l'infertilité et de ses traitements

Le premier des paradoxes de l'infertilité est lié à la notion même d'infertilité. Des troubles de l'ovulation à l'absence d'utérus, en passant par les stérilités secondaires dues aux traitements médicaux et à quelques maladies auto-immunes, cette notion recouvre aujourd'hui presque automatiquement toutes les situations de non-conception spontanée. Patientes, médecins, associations, ainsi que toutes les personnes intervenant lors d'un parcours de procréation médicalement assistée (PMA), utilisent ce terme générique dès qu'un projet de grossesse pose un problème. Certes, la majorité des professionnels rassurent ces femmes en leur disant que l'infertilité n'est pas une maladie, mais... la pratique contredit le discours, puisque l'on s'occupe de leur corps comme de celui d'un malade. Et les traitements s'invitent dans leur vie comme si elles étaient atteintes d'une affection de longue durée. Une surveillance quasi quotidienne les transforme ainsi en patientes prises dans une spirale de médicalisation.

Il y a bien entendu de bonnes raisons liées à cette « assistance ». Les observations des gynécologues démontrent ainsi que le corps des femmes produit de moins en moins d'ovocytes, que la baisse concerne les femmes à des âges de plus en plus jeunes et qu'un couple sur huit consulte parce qu'ils ont des difficultés à procréer. 10 % des couples restent infertiles après deux ans de tentatives et 25 % souffrent d'infertilité inexpliquée. En 2015, une naissance sur 32 a eu lieu grâce aux techniques de la PMA. Sur le site FIV.fr, nous lisons égalementqu'avant l'âge de 37 ans, une femme a environ 25 % de chances de tomber enceinte grâce à la FIV et qu'à l'âge de 38 ans, ces chances sont de 12 % pour tomber à 9 % à l'âge de 40 ans et enfin descendre à 5 ou 6 % après 42 ans.
Des chiffres qui soulignent le fait que l'infertilité est devenue un véritable fléau de santé publique.

Mais qu'entend-on par femme « jeune » ? Il ne s'agit assurément pas de la même femme qu'il y a quarante ans ! N'oublions pas que l'âge moyen de la première grossesse ne cesse de reculer. Nos grand-mères concevaient à peine sorties de l'adolescence : à 20 ans, voire plus jeunes. Pour elles, la question de l'infertilité ne se posait donc pas dans les mêmes termes.

Aujourd'hui, l'un des problèmes des femmes qui ont des difficultés à concevoir un enfant est ce que j'appellerais « l'étiquetage infertile ». La tendance est en effet de loger toutes les femmes à la même enseigne, alors que les causes de l'infertilité sont multiples, et que les femmes de plus de 30 ans ont naturellement une fécondité diminuée. Ce regroupement sous une même étiquette d'un phénomène protéiforme fait naître chez ces dernières une grande incompréhension, doublée d'une culpabilité renforcée par le fait que la presse leur vend, exemples *people* à l'appui, la possibilité d'être mère après 40 ans sans aucun problème !

Et c'est là le second paradoxe de leur souffrance. Car, avant de les considérer comme infertiles, on leur a fait croire qu'il n'y a, à l'instar de certaines actrices, chanteuses et autres VIP, aucun inconvénient à s'engager dans la conception d'un premier enfant après 40 ans. Sans les prévenir qu'à partir de cet âge-là une première grossesse spontanée n'est pas si fréquente que cela.

Le troisième paradoxe relève des changements sociétaux. Le modèle familial avec deux parents de sexes différents n'est plus le seul aujourd'hui. De nouvelles maternités se créent autour d'une procréation pour les couples homosexuels ou les mères célibataires. Parallèlement, la presse féminine relaie des messages revendicatifs autour de cette idée : « Mon corps m'appartient. » Des gynécologues n'hésitent plus à s'adresser aux femmes comme si elles étaient seules à fabriquer leur enfant. Elles-mêmes se comportent comme si cette responsabilité ne reposait que sur elles. En conséquence, elles, dont le corps doit porter le bébé, ont à porter en même temps le poids des échecs à la place de deux personnes. Or, qu'un enfant naisse du désir d'un couple hétérosexuel, de celui de deux femmes ou de celui de deux hommes, il est physiquement issu de deux ou trois personnes[3]. Et, jusqu'à preuve du contraire, deux gamètes avec deux génomes de sexes opposés sont encore nécessaires pour concevoir un être humain. La médecine de la reproduction nous dit bien que la fertilité est affaire d'homme et de femme. De géniteur et de génitrice. De père biologique et de mère biologique. Si l'on prend en considération le don des gamètes, elle est celle de

3. Un couple ou une femme peut avoir besoin d'une mère porteuse et/ou d'une donneuse d'ovocytes et/ou d'un donneur de sperme.

toutes les personnes qui participent à cette conception physiquement.

Le quatrième et dernier paradoxe est celui des traitements. Les progrès fulgurants de la science offrent une large palette de méthodes pour pallier les dysfonctionnements d'un corps qui ne procrée pas tout seul. Si les fécondations in vitro classiques, c'est-à-dire réalisées avec les ovules de la mère, ne donnent pas systématiquement de bons résultats, celles opérées avec les gamètes d'une donneuse ont en revanche plus de chances d'aboutir à un résultat positif. Pour la simple et bonne raison que l'ovocyte d'une femme de 20 ans a plus de chances d'être fécondé.

Cependant, toutes les femmes qui en bénéficient ne deviennent pas mères. Pour des raisons qui nous échappent encore, certaines d'entre elles, pourtant en bonne santé et ayant de bons pronostics de réussite, ne tombent jamais enceintes tandis que d'autres, atteintes parfois de maladies chroniques assez lourdes, peuvent donner naissance à un ou à plusieurs enfants. Il existe, bien sûr, des raisons médicales non décelées auparavant qui expliquent ces échecs répétés. Mais, en dehors de ces situations particulières, il n'y a pas de raisons tangibles pouvant expliquer ce « manque de chance » récurrent chez certaines et a contrario une réussite immédiate chez d'autres.

Ce sont ces résultats imprévisibles et tous ces paradoxes qui m'ont conduite à écrire ce livre. Je pense que ce que l'on appelle la « fertilité » est une capacité humaine non réductible au fonctionnement des organes et à la qualité des embryons. Et que, à l'inverse, la femme infertile telle qu'elle est présentée dans notre société n'a plus lieu d'exister.

Penser la fertilité autrement

Les cas de personnes rencontrées au cours de mon activité d'accompagnement – dont certains sont exposés plus loin – me permettent de considérer la capacité de procréer comme une expression du corps élaborée bien à l'avance.

On pourrait dire que le corps a une mémoire, et que l'ensemble des expériences vécues par une personne influencent de façon inconsciente sa capacité à se reproduire. Cela expliquerait les échecs répétés, malgré les traitements de pointe. La FIV, avec ou sans don d'ovocytes, tendrait à le prouver : certains organismes ne répondent pas à la stimulation alors que toutes les conditions physiques et techniques sont réunies. On s'aperçoit que le facteur physique n'est pas le seul à prendre en compte pour bien comprendre les difficultés de procréation, puisqu'il arrive assez souvent que, même malade, un corps puisse de façon surprenante, voire inexpliquée, donner la vie. Dès lors, la question ne se résume pas à « fertile ou infertile ? ». Il s'agit d'appréhender cette femme dans sa globalité et d'arriver à savoir comment son corps s'est programmé à la fertilité, en fonction de ses expériences passées.

Insuffisance ovarienne n'est pas infertilité

Prenons le cas des femmes atteintes de ménopause précoce. Une simple échographie et une prise de sang permettent de constater chez elles une réserve ovarienne de mauvaise qualité. Pour comprendre

cela, un petit rappel technique est nécessaire. Chaque femme naît avec une réserve ovarienne prédéfinie. À chaque cycle, un certain nombre d'ovocytes deviennent matures. Lors de la phase d'ovulation, un ovocyte ou plusieurs sont libérés par l'ovaire et peuvent être fécondés par un voire plusieurs spermatozoïdes présents dans la cavité utérine. Qu'il y ait grossesse ou pas, les ovocytes matures non fécondés meurent chaque mois, et, peu à peu, la fameuse réserve s'amenuise.
Si l'on accorde aujourd'hui de plus en plus d'attention à l'activité des ovaires, c'est parce que l'on est confrontés à un problème de taille : il est encore techniquement impossible d'explorer l'intérieur d'un ovule. C'est l'un des mystères de la nature et l'un des drames de la médecine de la reproduction. C'est d'ailleurs la raison de l'impuissance des gynécologues, dont on attend pourtant une efficacité absolue. Alors qu'un spermatozoïde peut être examiné sous toutes les coutures, l'ovule garde pour le moment tous ses secrets.

Mais voilà que, par miracle, le don de gamètes permet à la femme de concevoir un enfant et de devenir sa mère biologique. Peut-on dire de cette femme qu'elle est infertile ? Évidemment non. Cela pour deux raisons : elle a accueilli l'embryon et l'a fait grandir au sein de son corps, et c'est son corps tout entier qui a été nécessaire pour créer la vie. Il ne suffit pas d'un ovocyte pour devenir maman. Comme il ne suffit pas de mettre un nourrisson au monde, d'ailleurs. La conception d'un enfant ne peut pas avoir lieu si tous les paramètres physiques et psychiques ne sont pas réunis.

Dans ma compréhension, la fertilité est un ensemble de capacités que requiert le fait d'être mère, justement. C'est un corps et un mental bien harmonisés. C'est par conséquent aussi bien l'amour que l'on porte à son enfant, que le fait de pouvoir en accoucher. Pour moi, la fertilité et la maternité ne sauraient exister séparément. Je vois le corps fertile comme une sorte d'énergie globale qui conduit la femme à devenir mère. Il va de soi que, selon cette considération, aucune femme n'est totalement infertile : qu'elle soit mère biologique (ayant porté et accouché de l'enfant) ou adoptive, elle est mère et donc fertile, même si sa fertilité au sens médical a été altérée.

Compte tenu de cette interdépendance corps-mental, j'envisage la fertilité comme une capacité énergétique du corps humain. Sa particularité est qu'elle échappe au contrôle médical. Il n'est pas possible de la maîtriser complètement, quel que soit le traitement médicamenteux. Les exemples de femmes touchées par l'infertilité inexpliquée vont dans ce sens. Cette fertilité ne peut pas se réduire à une image d'échographie ni à un calcul d'ovocytes qui paraissent féconds. Elle est une forme d'énergie qui dépasse la peau, les tissus, les cellules, et même les chromosomes. C'est un ensemble de capacités mentales et physiques inconscientes qui s'agrègent pour former une chaîne indispensable dans l'élaboration de l'enfant à naître.

En outre, la fertilité n'est pas l'affaire d'une seule personne. Elle n'est ni exclusivement féminine ni exclusivement masculine. Elle n'a pas de sexe. Ce n'est pas pour rien que les gynécologues parlent de la fertilité du couple. Elle est caractérisée par une empreinte émotionnelle et l'énergie commune à deux personnes. Quel que soit le mode de conception, la fertilité est l'association énergétique de soi avec l'autre, destinée à fabriquer une nouvelle entité de vie.

Ce livre propose une perception de la fertilité féminine plus large. Elle comprend bien évidemment le corps mais ne s'arrête pas à ses frontières. Elle envisage surtout la fertilité comme une conséquence de l'histoire de ce corps et de la psyché. Pour arriver à cette considération, je suis partie du principe que l'organisme humain se souvient de tout ce qu'il a vécu et que ce souvenir peut influencer sa capacité à se reproduire.

Une capacité programmée avec le temps

Tout comme la respiration, la circulation sanguine ou les battements cardiaques, la fécondité d'une femme commence à se structurer pendant sa vie fœtale. C'est durant les mois de la grossesse que les organes de la petite fille se forment et développent leurs capacités. Alors que son corps encore fragile est en train de « se créer », la petite fille « ressent » déjà, et de manière totalement inconsciente, toutes les sensations de sa maman. De plus, à la manière de n'importe quelle expérience sensorielle qu'un humain peut traverser, son petit corps « traduit » ces ressentis à sa façon, y réagit et les enregistre. Le ventre maternel est l'environnement le plus proche d'un bébé. C'est lui qui influence en permanence ses mouvements et ses réactions.

Tout ce vécu est stocké jour après jour dans les tissus de ses organes en formant ainsi des « souvenirs inconscients », lesquels influenceront sa santé, son comportement, sa vie en général. On peut le voir comme une sorte de matelas en mémoire de forme qui, au réveil, garde l'empreinte de notre position durant le sommeil.

À ce propos, une discipline ouvre depuis plusieurs années de nouvelles perspectives pour mieux comprendre l'origine des dysfonctionnements du corps humain : c'est l'épigénétique.

Cette branche de la génétique traite de l'expression des gènes. Elle nous apprend notamment que chaque ADN contient des informations précises concernant notre organisme. Mais les gènes qui le composent traversent une sorte de « déprogrammation » dès les premiers jours autour de la conception. Cela signifie que, sans qu'aucune modification de l'information initiale ne s'opère, c'est l'expression des gènes qui peut changer en fonction de leur environnement. En d'autres termes, même si un gène contient une information sur l'existence de telle ou telle maladie, il ne va pas forcément s'exprimer tout au long de la vie de la personne. La modification de l'expression génétique dépend de son environnement le plus proche. Comme l'affirme Martine Depondt-Gadet[4] : « *Dans notre patrimoine génétique, certains gènes s'exprimeront, d'autres resteront silencieux, et enfin d'autres seront inhibés en fonction de l'environnement dans lequel nous évoluons.* » Cette modification commence au moment de la fécondation et continue tout au long de la vie. Selon l'expression du neurobiologiste allemand Peter Spork, elle constituerait le fondement de l'immunité et d'un certain nombre de caractéristiques de l'enfant à naître. Parmi elles, le développement et le fonctionnement de ses organes, de ses futures capacités intellectuelles, et d'autres comme l'aptitude à la résilience ou une tendance à la dépression, par exemple.

Ainsi, notre façon de vivre, de nous alimenter ou encore de gérer nos émotions agit sur l'expression

---

4. DEPONDT-GADET Martine, *PMA et médecines complémentaires*, Éditions Dangles, 2019.

de nos gènes. Selon Martine Depondt-Gadet, il a été démontré que différents facteurs comme le stress, le tabac, l'alcool et autres facteurs environnementaux ont des effets à long terme sur la santé future de l'enfant et même sur celle des générations suivantes ! Cela signifie que le fonctionnement du corps d'un bébé-fille se trouvant encore à l'intérieur du ventre maternel vit une véritable programmation en lien avec le corps de sa mère. Si cette programmation concerne sa santé ou sa vie émotionnelle, sa future capacité à procréer pourrait bien en faire partie.

2

La société moderne, DESTRUCTRICE *de la* fertilité

Quand les femmes se rendent coupables de leur infertilité

Certaines femmes qui ont subi plusieurs fécondations in vitro se trouvent enfermées dans une sorte de conviction qu'il leur faut souffrir pour avoir un enfant. Cette persuasion tient aux échecs répétés, qui constituent pour elles une réponse à une faute commise dans un passé lointain. En outre, elles pensent que la conception leur est impossible à cause d'une erreur de comportement précédant la décision de fonder une famille. On retrouve le plus souvent une grande culpabilisation par rapport aux interruptions volontaires de grossesse, à la prise de la pilule, à l'attente trop longue ou encore à l'incapacité de trouver le bon père. Dans ce contexte, si la grossesse arrive, elle relève pour elles soit d'un miracle, soit d'une lutte acharnée qu'elles ont gagnée, contre le sort dont elles ont été victimes. C'est en tout cas toujours une revanche sur la vie. Ce sentiment-là accompagne d'ailleurs parfois une nouvelle croyance selon laquelle la maternité se mérite.

Si la culpabilisation de soi-même est la première réaction face à l'échec, la réussite fait de la future mère une victime qui a su se relever. La femme qui a eu toutes les peines du monde à tomber enceinte triomphe ainsi de tout ce que l'on a pu lui infliger et de ce qui a fait d'elle une personne en souffrance. Elle considère son infertilité comme une maladie qu'elle a eu la force et le courage de vaincre. Cette victoire est pour elle une preuve que l'on peut la combattre comme on combat une maladie incurable. Elle devient donc une héroïne.

La culpabilisation et la victimisation sont alors liées aux comportements passés vis-à-vis de la sexualité et de la gestion du cycle naturel. Or, de cette gestion, la jeune fille devenue jeune femme n'a pratiquement jamais décidé elle-même. À moins d'avoir fait une retraite complète dans un monastère, elle a connu les premiers émois de l'amour, les premières relations sexuelles et la première contraception. Cette dernière lui a été proposée ou même imposée par ses proches : sa mère, son partenaire, son médecin, ou tout simplement pour répondre à la pression sociale. Dans la vie de couple précédant le projet d'enfant, la poursuite de la prise de la pilule ou son arrêt a fait l'objet d'un choix commun du couple. Nous n'allons pas faire ici le procès de la pilule, car elle nous a sauvées de bien des drames, dont nos grand-mères - n'ayant pas eu notre chance - ont dû hélas, supporter les conséquences. Cependant, du point de vue comportemental, la prise de la pilule mérite une réflexion. Car c'est cette pression de « l'anticonception proposée » à l'adolescence qui explique la présence de sentiments aussi culpabilisants qu'ambivalents. La jeune fille a le choix de refuser la pilule, mais en même temps la pression sociale liée au jugement négatif sur les grossesses de très jeunes femmes ne lui laisse guère de latitude. Devenue « femme infertile », patiente de la PMA, elle se demande si elle n'a pas *mérité* son infertilité en acceptant de se stériliser pendant des années ou en laissant la médecine tuer sa fertilité.

Le corps féminin sous tutelle

D'une certaine façon, grâce à la contraception, l'utérus et la fertilité ont été séparés des carcans d'une nature capricieuse. Ils sont désormais la propriété exclusive des femmes ! On dit que l'utérus leur appartient et que le droit d'avoir ou pas un enfant ne se proclame que par elles. Le ministère de la Santé a fait même paraître dans les magazines féminins des pages entières ressemblant à de la publicité, où figure une photo du ventre féminin sur lequel est inscrit : « *Mon ventre m'appartient.* » Cette image rappelant le droit à l'IVG est censée faire croire à la femme qu'elle est la seule à décider de ce qui se passe dans son utérus. En cela, elle contribue parfaitement à la croyance que les femmes sont les seules et entières responsables de leur fertilité et de ses revers. On pourrait discuter de l'intention positive diffusée par de telles publications. Nous ne remettrons pas en cause le droit à l'avortement, parfaitement fondé et indispensable. Cependant, ce genre de slogans nous rend-il service ?

Croyant qu'elle est la seule décisionnaire de son corps, la femme qui souhaite concevoir l'enfant entre dans une spirale de rapports sexuels imposés les jours J et d'actes médicaux (prises de sang, échographies, etc.) censés aboutir à une grossesse au plus vite. C'est presque une sorte de conspiration qu'elle pratique avec les médecins afin de réaliser son projet. Avec la PMA, elle n'est plus assujettie ni à son utérus ni même à l'homme. D'un autre côté, son corps, lui, est totalement rendu à la médecine. Le processus de *fabrication* de son bébé commence donc par un accompagnement médical qui semble aujourd'hui le seul garant du bon déroulement des choses. L'utérus est soumis aux biopsies, hystérographies et autres examens douloureux. En l'espace de quelques mois, la femme apprend, à la manière des scientifiques, toutes ses possibilités pour tomber enceinte. On l'informe de sa réserve ovarienne (quelle expression abominable !), comme de la réponse des ovaires aux stimulations. On explore le moindre recoin de sa cavité utérine pour rechercher d'éventuels obstacles à l'implantation. On calcule le nombre d'ovocytes viables. La capacité de reproduction doit être totalement contrôlée, et sa connaissance permet à la femme de se faire une idée précise de ses possibilités de grossesse. Connaître l'ensemble du processus a des conséquences importantes : plus la femme accède aux détails biologiques de sa fécondité, plus elle a l'impression de comprendre le fonctionnement de son corps, plus elle se sent rassurée. Le manque d'informations est aujourd'hui insupportable.

Les termes techniques utilisés par la médecine renvoient par ailleurs au vocabulaire industriel : on *fabrique* les bébés, on *stimule* le corps comme une machine, on étudie la *réserve* ovarienne, on attend un *rendement*.

Le corps est pris au piège. Plus on le stimule artificiellement, plus il se fatigue. C'est très fréquent dans les parcours de traitements. Ces femmes qui font confiance aux progrès de la médecine pour la conception de leur enfant finissent par se sentir blessées, voire agressées, allant jusqu'à ne plus pouvoir supporter cette violation de leur vagin, de leurs entrailles. Elles n'ont plus aucune vie sexuelle. Elles se trouvent abandonnées et coupables, coincées entre le désir d'enfant et la « désobéissance » de leur corps. Ce corps qui ne répond pas alors qu'on le stimule dans tous les sens n'est pas un bon soldat.

Il faiblit. Les stimulations de plus en plus puissantes réclament de plus en plus d'efforts aux systèmes hormonal et immunitaire. On préfère stimuler pour obtenir un seul ovocyte mais « beau », plutôt que de faire une insémination, plus naturelle, certes, mais avec des résultats plus hypothétiques. Ce corps n'en peut plus. Il n'est plus question d'exprimer son désir d'enfant.

Avec la médicalisation de la fertilité, l'utérus se trouve réduit à l'état d'un petit animal qu'il est nécessaire de dompter. Ou comme un petit bandit placé en détention provisoire pour limiter les dégâts qu'il pourrait causer. Il est comme cette personne dont la présence nous encombre et que l'on ne voit qu'en cas d'obligation. La relation de la femme actuelle avec son utérus est devenue celle de l'instrumentalisation. Dans les rapports humains, on appelle cela de la « manipulation ».

L'histoire de Mélodie

Cette femme que je vois pour une insuffisance ovarienne précoce me dit se sentir « *régulièrement violentée lors des recueils d'ovocytes* ». Les mois sans stimulation, elle est détendue, elle me dit que son désir « *s'exprimera peut-être maintenant* ». « *Et pourquoi pas ?* poursuit-elle. *Lorsque l'on voit toutes ces femmes qui sont tombées enceintes après l'arrêt des traitements... Je n'ai jamais été aussi mal que pendant les stimulations, j'ai l'impression que l'on ne peut rien en tirer.* » Cette résignation est la conséquence de son épuisement à la fois physique et mental (le recueil des ovocytes est une ponction effectuée à l'aide d'une aiguille par le biais d'une aspiration du liquide folliculaire afin d'en extraire des ovocytes. Cet acte est douloureux et donc effectué, le plus souvent, sous anesthésie générale.) Après chaque fécondation in vitro, sa réserve ovarienne baisse. C'est une « *longue chute* », affirme-t-elle.

La fécondité rendue malade

La PMA apporte une réponse aux exigences d'immédiateté et d'efficacité formulées par les femmes en détresse. Elle n'est ni plus ni moins qu'une fertilisation artificielle, un soin palliatif à maladie nouvelle : l'infertilité due aux hormones synthétiques et aux stimulations répétées. Elle est une prise en charge d'une maladie qu'elle contribue elle-même à créer. L'assistance médicale à la procréation est une suite logique du mode de prise en charge du corps féminin depuis cinquante ans. Si, en partie grâce à la science, la femme s'est libérée sexuellement, sa fertilité ne semble plus être une fonction naturelle. En quelques années seulement, elle est passée d'un état propre à la nature de la femme à un état pathologique de son corps.

Alors, comment les femmes se sont-elles rendues « malades » ?

Le premier terme de l'expression « traitement contraceptif » – « traitement », en l'occurrence – renvoie à l'idée d'une médication destinée à contrer un état pathologique. Le second terme

(« contraceptif » signifie « qui empêche la conception ») est aujourd'hui employé pour parler de la régulation artificielle du cycle menstruel tout à fait naturel chez une femme en bonne santé. L'adolescente qui prend ce traitement prend ainsi un médicament pour stopper sson ovulation, un phénomène normal, preuve de son bon fonctionnement. Pour ne pas « tomber » enceinte, elle est mise « sous pilule ». En clair, elle soumet son corps à des hormones de synthèse, fabriquées en laboratoire tout comme n'importe quel médicament. Cependant, si la fécondité se trouve si facilement domptée, ce n'est pas sans contrepartie. J'ai pu lire un jour dans un article de presse que, selon le simple principe de la suggestion mentale, une approche aussi vigilante et nihiliste de l'appareil de la reproduction implique insidieusement un comportement de suspicion vis-à-vis de celui-ci. Ainsi, pendant de nombreuses années de contraception, l'adolescente devenue femme se forge inconsciemment une idée de ses organes comme étant source d'un potentiel danger. Elle aborde sa vie sexuelle en étant sous traitement comme une personne pouvant développer une maladie. En somme, elle se protège comme si la grossesse était une maladie. Dans cette optique, la fertilité paraît d'office réduite à une sorte de pathologie nécessitant une surveillance.

Si, autrefois, c'est la relation sexuelle qui représentait un danger, avec la pilule, c'est la seule fertilité de la femme qui constitue une menace. Dès lors, son contrôle se trouve entre les mains des gynécologues, tout comme la conception de l'enfant.

Dans son livre *Le Corps du désir*, le psychanalyste Jean-Marie Delassus[5] explique l'histoire des termes « fertilité » et « fécondité ». On peut y lire, entre autres, que pour les anciens la fécondité fut une forme de puissance, et la fertilité, un rendement.

C'est exactement dans ce sens que notre société comprend cette dernière, aujourd'hui. La fertilité est un rendement, une réponse à la stimulation, à la fertilisation. Les organes de reproduction que sont le vagin et l'utérus ne sont plus partie intégrante du corps féminin. Ils en ont été sortis comme de leur propre substance pour gagner le monde des laboratoires. Ils sont désormais l'objet d'observations échographiques. La jeune adolescente que l'on

5. DELASSUS Jean-Marie, *Le Corps du désir : Psychanalyse de la grossesse*, Éditions Dunod, 2010.

vaccine, par exemple contre le papillomavirus[6], est ainsi positionnée dans un état d'alerte contre non plus une éventuelle mais une tout à fait probable défaillance de son corps. La vaccination protégeant contre un virus sexuellement transmissible place ce corps en prévention médicale, en suggérant qu'une maladie est possible. Cet exemple n'en est qu'un parmi d'autres d'une *médicalisation* qui se poursuivra tout au long de la vie de cette femme, jusqu'à la ménopause, elle aussi prise en charge comme une pathologie. Ce vaccin est, par ailleurs, salutaire pour la santé des femmes et ses bienfaits protecteurs ne sont pas remis en cause ici ! À ce propos, une campagne de vaccination généralisée sera lancée en septembre 2023 pour les élèves en classe de 5 ème, filles comme garçons. Il doit permettre une prévention plus large de cette infection qui est responsable de 6 000 nouveaux cas de cancers du col de l'utérus chaque année.

Si la *médicalisation* du corps a pour but l'éradication d'éventuelles maladies, elle constitue également la prévention des affections issues de la médicalisation

6. Human Papillomavirus ou HPV : infection sexuellement transmissible contagieuse, pouvany provoquer des verrues génitales et évoluer en cancers.

elle-même. Ainsi, les femmes se trouvant sous pilule se voient proposer des examens de contrôle gynécologiques plus fréquents. Quant à celles qui suivent un traitement de préparation de l'endomètre dans le cadre de fécondations in vitro, elles sont censées subir une mammographie tous les douze à dix-huit mois, selon les radiologues. Les jeunes femmes dont les ovaires ont été ponctionnés plusieurs fois sont de leur côté sensibilisées sur le risque accru d'un cancer ovarien en raison des nombreuses stimulations.

Dès lors, on voit mal comment ces futures mères pourraient envisager la conception autrement qu'avec un accompagnement médical pointu. Le contexte de prévention accrue de toutes les maladies gynécologiques a entraîné la « maladisation » de leur fertilité, les conduisant chez le gynécologue dès la décision prise d'agrandir la famille.

Ce qui est frappant, c'est que ces patientes évoquent régulièrement la présence d'un mauvais ressenti très ancien quant à leurs difficultés. Elles disent avoir toujours su que le chemin vers la maternité ne serait pas simple. Elles affirment sentir depuis longtemps que, avec tout ce qu'elles ont dû avaler comme hormones, « *quelque chose n'irait pas pour faire le bébé* ». Elles se sentent en danger d'infertilité alors qu'elles sont encore assez jeunes. À 25 ou 28 ans, elles entrevoient certains problèmes possibles liés à la conception de leur futur enfant sur le seul fait qu'elles portent un stérilet ou avalent des comprimés. Elles sont habitées par une espèce de rationalité qui les rend expertes dans la surveillance de leur organisme. Elles consultent très tôt pour contrôler leur capacité ovarienne et souhaitent la booster médicalement, le cas échéant. C'est une forme de projection dictée par l'angoisse et la suspicion. Ainsi commence le processus médical de la création de l'être humain. Puisque les cycles sont devenus l'objet d'un traitement, pourquoi la conception d'un bébé ne le serait-elle pas ?

Par l'orchestration minutieuse de la fécondation in vitro, la procréation médicalement assistée est devenue la maîtresse de la fertilité. « Entrée » au plus profond du corps de la femme, elle lui impose une approche pathologique. Il s'opère comme une inversion des rôles : ce n'est plus le corps de la femme qui se met à disposition pour être fécondé, mais le médecin qui en retire des morceaux pour faire la fécondation hors et loin de lui. Les ovocytes retirés se trouvent sortis pour être traités tout comme le serait un autre morceau du corps lors d'une opération chirurgicale. La fertilité se trouve ainsi entre les mains des professionnels. Cela semble rassurer les patientes, plus sereines puisque le hasard, facteur anxiogène, n'existe plus. On ne ponctionne que de beaux ovocytes, et on ne les fertilise qu'avec des spermatozoïdes parfaits. L'image semble magnifique, et, pourtant, il arrive bien souvent que ces *beaux* gamètes ne débouchent pas sur une grossesse, ce qui rend les biologistes fous d'incompréhension. Car, malheureusement pour ces futures mères, il ne suffit pas de deux cellules assemblées en laboratoire. Rassurées au départ par des médecins confiants, elles finissent par être désorientées ; les échecs répétés les plongent dans la stupéfaction. D'un côté, la science leur promet de supprimer les aléas du hasard, d'un autre, elle les « coince » entre son superpouvoir et leur corps incapable de concevoir. De nombreuses femmes le vivent comme un piège abominable. Elles ont l'impression que leur utérus ne fait plus partie de leur corps. La fertilité, elle, reste quelque chose de très flou, si ce n'est le fait de voir quelques ovocytes à l'écran lors d'une échographie.

Il faut savoir que les stimulations hormonales vident littéralement les ovaires de leurs ovocytes. Si des fécondations in vitro menées à l'aveugle ne débouchent pas forcément sur une grossesse, certaines femmes deviennent réellement « stériles » à cause des hyperstimulations de leurs ovaires. La procréation médicalement assistée est un facteur de stérilité secondaire.

Les longs traitements sans résultats sont à l'origine de bien des insuffisances ovariennes et de ménopauses précoces, qui nécessiteront le recours au don d'ovocytes. Bon nombre de femmes qui ont poussé la porte de mon cabinet en raison de difficultés à procréer ne savent plus, d'ailleurs, si elles étaient infertiles avant les traitements, ou si ce sont les traitements trop intrusifs qui sont à l'origine de leur stérilité. Elles souffrent d'une forme d'infertilité expliquée par l'absence d'ovocytes, c'est-à-dire d'une infertilité post-procréation médicalement assistée.

L'histoire de Véronique

J'ai rencontré Véronique dans un centre PMA où je devais moi-même tenter un traitement hormonal pour mon infertilité. J'étais assise dans la salle d'attente avant un entretien médical quand un couple est entré. La jeune femme s'est assise à côté de moi pendant que son mari, Paul, est allé régler des histoires de paperasse au comptoir. Nous avons commencé à bavarder. Véronique était très belle et très souriante. J'ai pensé qu'elle devait avoir 32, peut-être 35 ans. Son visage avait l'air détendu. Elle connaissait bien cet établissement, elle s'y rendait pour la quatrième fois. Elle m'a alors confié que c'était son huitième traitement pour obtenir une grossesse et qu'elle était âgée de 43 ans déjà. Notre conversation a duré plus d'une heure. Son mari et elle avaient déjà suivi un long traitement auparavant. Cinq stimulations hormonales en dix mois, trois inséminations artificielles en un an, quatre tentatives de FIV avec ses propres ovocytes, le tout dans un laps de temps de trois ans. « *Au début, on nous a dit que c'était une infertilité inexpliquée. J'avais alors 36 ans. Tout avait l'air de bien fonctionner au niveau des analyses hormonales et du spermogramme. Nous avons essayé de tout mettre en œuvre. Le sport, la bonne alimentation, une vie saine et sans stress. Le gynécologue nous a dit que c'était la faute à pas de chance et qu'il fallait continuer les tentatives. Nous avons donc écouté le médecin et décidé de retenter notre chance.* ». Ainsi, Véronique avait subi les traitements à cause du « pas de chance » jusqu'à l'épuisement de sa réserve ovarienne. Au bout de quatre tentatives, le directeur du centre PMA lui a sèchement annoncé : « *On ne peut plus rien pour vous, on ne peut plus vous suivre.* » À la fin de ce parcours, sans explication, elle s'est retrouvée à ne plus pouvoir concevoir avec ses propres ovocytes. « *Je ne comprenais pas ces propos. Ma mère avait eu six enfants. Mes sœurs en ont trois chacune, et mes frères aussi. Aucune femme de la famille n'a été touchée par la stérilité. Je n'ai jamais été malade. À l'annonce de cette sentence, j'avais envie de me tirer une balle. Et ce médecin ne pouvait rien pour moi. Non seulement il n'envisageait aucune suite, mais il me l'annonçait comme cela, dans le couloir de l'hôpital, après trois ans de traitements ! La chose la plus difficile à accepter a été ma préménopause précoce, car cela voulait dire que je n'avais plus d'ovules dans mes ovaires. Je ne comprenais pas comment, seulement trois ans auparavant, je pouvais avoir de très bons résultats de l'activité ovarienne et, du jour au lendemain, être presque ménopausée ! Personne ne nous a rien expliqué. »*

Du jour au lendemain, sans aucun accompagnement, on a annoncé à Véronique qu'elle allait être ménopausée, et on l'a laissée partir. Deux ans plus tard, après le traitement de sa dépression, elle a fait quatre tentatives de fécondation in vitro avec don d'ovocytes, dans une clinique étrangère. Deux tentatives ont fonctionné mais se sont soldées par des fausses couches. Dans l'incompréhension, ils ont décidé de changer de centre médical. Dans le nouveau centre, les médecins leur ont proposé une recherche approfondie sur le sperme de son mari. Ces efforts ont payé, car ils ont découvert une anomalie dans les spermatozoïdes. Minime mais suffisante pour expliquer des échecs répétés. La question que son mari et elle se posent, c'est pourquoi on leur a fait subir toutes ces FIV avec ses propres ovocytes sans procéder à des recherches sur le sperme, laissant ainsi Véronique épuiser sa réserve ovarienne aveuglément. Pourquoi faire toutes ces tentatives, si c'est pour rendre une femme fertile stérile et sans enfant au bout ? Pourquoi dépenser tout cet argent et creuser davantage le trou de la Sécurité sociale, si c'est pour se rendre encore plus malade ? Pourquoi être parent à 40 ans et quelques quand on aurait pu l'être dix ans plutôt ?

L'histoire de Véronique traduit un véritable malaise dans le paysage de la PMA en France. Aucun gynécologue ne leur a proposé l'option du don de gamètes. Cela leur faisait donc deux déconvenues supplémentaires : l'absence totale de recherche d'anomalie dans le sperme de Paul et l'absence d'information au sujet du don. Les médecins ont dû considérer dès le départ que les tentatives de don d'ovocytes étaient vouées à l'échec étant donné les délais d'attente. Mais comment expliquer ces FIV à répétition sans remettre en question la qualité du sperme ? Par manque de moyens, de spécialistes ? On a fait croire à cette femme que sa stérilité était « inexpliquée » et, paradoxalement, on l'a conduite à une stérilité parfaitement expliquée : une insuffisance ovarienne due aux traitements médicaux.

L'infertilité inexpliquée n'est pas une infertilité. En tout cas pas au sens définitif du terme : stérilité.

La grossesse, une affection de neuf mois

Cette prise en charge du corps de la femme et de sa fertilité donne naissance à une prise en charge de la grossesse comme d'une maladie. Rythmée par des prises de sang effectuées toutes les quarante-huit heures et des échographies régulières pour contrôler son évolution, cette dernière est loin d'être considérée comme un état naturel. La prévention et la détection du diabète, des malformations et de la trisomie sont devenues chose courante. Elles obligent les futures mères à tenir un carnet spécial de leur santé de femme enceinte. De plus en plus de jeunes femmes en âge de procréer choisissent de prévoir leur accouchement dans un endroit permettant l'accès à une maternité du troisième degré, prenant en charge les complications les plus lourdes. Les hospitalisations sont devenues une normalité, les opérations *in utero*, également. La césarienne est un accouchement de choix, et, à cause de cela, certaines femmes souffrant de vraies pathologies de la grossesse se voient refuser une césarienne jusqu'au dernier moment par les hôpitaux menant une politique de lutte contre « ces accouchements de confort ».

La femme qui désire ou porte un enfant est aujourd'hui sous haute surveillance. Sa fertilité maîtrisée dès le plus jeune âge, la conception externalisée de son enfant, sa grossesse médicalisée, sont les étapes logiques de tout le processus.

3

La fertilité *et le* RAPPORT AU CORPS, hier *et* aujourd'hui

Le corps dans la Bible

Selon la tradition judéo-chrétienne, le corps de l'homme a été créé par Dieu à partir de la poussière de la terre (Genèse). L'être supérieur nous a offert notre corps et a décidé de son utilité ainsi que de toutes les facultés physiques et intellectuelles qui sont nécessaires pour vivre sur terre. Toutefois, la vie du corps a été conditionnée par la présence de l'âme, qui lui est supérieure, car elle seule a la capacité de l'animer. Le corps seul est destructible. Il n'est qu'un amas de cellules sans vie. Il ne peut exister sans âme et l'âme est « ce qui informe le corps pour lui donner cohérence[7] ». Le drame du corps, car il faut bien l'appeler ainsi, prend sa source dans cette relation d'asservissement. D'un côté, il est indispensable à la vie, et d'un autre, il est sa partie subordonnée.

Depuis des siècles, le rôle du corps est la source de nombreuses problématiques chez la femme. Ces problématiques, liées à la notion de plaisir et au devoir d'enfanter, sont à l'origine d'un grand nombre de conflits émotionnels accompagnés d'un sentiment de culpabilité. Certes, le corps n'est pas

7. Prédiction du pasteur Louis Pernot prononcée le 28 novembre 2010 au Temple de l'Étoile à Paris. Consulter ici : https://etoile.pro/le-corps-l-ame-et-l-esprit

désigné comme responsable de la stérilité, mais, chargé d'assurer la continuité de la vie, il est indirectement perçu comme le principal coupable des difficultés de la procréation.

Ce n'est pas très étonnant. Depuis toujours, et dans de nombreuses cultures, l'enfantement est vu comme une performance du corps maternel. Toujours dans la Bible, la question de la stérilité masculine ne se pose pratiquement pas ; comme celle du couple, d'ailleurs. C'est surtout la capacité physique de la femme qui fait sa valeur en tant que conjointe. C'est la capacité de son corps à procréer qui lui donne son statut de mère potentielle et donc de femme digne d'être une épouse. La stérilité devient une raison principale de sa dévalorisation.

La procréation dans ou en dehors du corps

Autant dire que, depuis tout ce temps, le corps féminin est considéré comme responsable de bien des problématiques. En tout cas, lorsque la femme ne peut pas porter d'enfant, c'est son corps qui est pris pour cible. Quand c'est l'homme qui est stérile, c'est encore le corps de la femme qui paie ! La stérilité est toujours vue, y compris par les femmes, comme une faute du corps féminin qui se doit d'être réparée par les femmes. Pour assurer la continuité, à l'époque antique , une femme infertile accepte par exemple que quelqu'un d'autre porte l'enfant de son mari. Le poids de la responsabilité du sort de l'humanité exige du corps féminin un rendement : se reproduire à tout prix pour exister et faire exister son prochain. Cependant, comme semble l'affirmer Marie Lefebvre-Billiez dans son article[8] « La stérilité est-elle une punition dans la Bible ? », un détail nous frappe : toutes les femmes bibliques ayant joué un rôle important sont stériles. Or, elles ne se font pas

8. Article à consulter à cette adresse : https://www.reforme.net/couple/2020/01/21/la-sterilite-est-elle-une-punition-dans-la-bible/

remplacer par d'autres femmes pour faire porter leur enfant, mais sont « guéries » par Dieu et tombent enceintes miraculeusement. Sarah, qui est censée donner un fils à Abraham, doit attendre d'être âgée de plus de 90 ans pour devenir mère. Rebecca et Rachel sont stériles. La mère du juge Samson est stérile, Anne, la future mère du prophète Samuel, est stérile. Enfin, Marie, la mère de Jésus, ne concevra pas non plus son fils par le biais de sa chair. Toutes deviennent mères d'une façon extraordinaire, et leurs enfants deviennent les héros d'une histoire partagée par un grand nombre de personnes.

Le fait de concevoir son enfant en dehors de son ventre n'est pas une invention moderne. Quand Dieu fertilise toutes ces femmes stériles, c'est une conception extra-utérine ! Elle a lieu en dehors de leurs corps pour, en fin de compte, faire émerger à l'intérieur du ventre le bébé-miracle. Il n'est pas nécessaire d'être en âge de procréer puisque, si le Créateur le veut, la femme peut devenir mère à tout moment de sa vie. De plus, il n'est pas rare que les femmes stériles aient recours à des mères de substitution, ce qui renvoie évidemment aux modes de conception actuels en PMA ! Qu'il s'agisse de la fécondation in vitro ou de la gestation pour autrui (GPA), le principe de la conception extérieure au corps est bel et bien présent.

Erica est persuadée que le corps de son mari et le sien ne peuvent pas s'unir dans l'amour pour faire un enfant. Elle pense que son enfant sera conçu à l'extérieur de son utérus, en laboratoire. Elle ne sait pas pourquoi, mais elle ne peut pas lier l'amour charnel et le plaisir avec le fait de procréer. Le drame de sa vie est donc le fait de devoir passer par les fécondations in vitro. Pourtant, ce n'est pas faute d'aimer son époux. Très croyante, elle est convaincue que sa descendance ne peut être conçue ailleurs que dans une éprouvette, « *comme si*, dit-elle, *cet enfant était un miracle, exactement comme des enfants de la Bible* ». Une autre femme que j'accompagne, victime du Distilbène®[9], se sent dans l'obligation de recourir à la GPA pour préserver la lignée de son mari, qui ne cesse de lui dire que lui doit « *avoir un enfant, avec ou sans elle* ».

9. Le Distilbène® : œstrogène de synthèse qui a été prescrit à 200 000 femmes en France entre 1948 et 1977 pour prévenir les fausses couches. Il est à l'origine de nombreuses malformations et maladies de l'appareil reproducteur chez les filles que ces femmes ont portées.

Aujourd'hui, Dieu a été remplacé par la PMA et ses laboratoires. Les mères porteuses ont remplacé les mères de substitution. Le corps féminin n'a pas vraiment changé de statut et reste un lieu de fabrication pouvant tout à fait être remplacé. Les femmes ne pouvant porter leur bébé se sentent obligées de faire appel à d'autres femmes, qui louent leur ventre moyennant de l'argent. Comme celui des servantes ou des courtisanes d'alors, ce ventre reste bien dans son statut « d'outil » grâce auquel une descendance sera assurée. La femme moderne a trouvé une solution de remplacement à la répudiation : faire appel à un utérus au lieu de faire appel à une femme entière. Contrairement à ses aïeules, elle a la possibilité de garder son mari moyennant finance. Ce qui a changé, c'est le rôle de l'amour dans la procréation. Dans l'Antiquité, la descendance est une affaire sociale. Lorsqu'un homme est dépourvu d'héritier masculin, ses filles ou autres parentes n'hésitent pas à coucher avec lui pour assurer un héritier mâle. L'idée de l'amour est séparée de celle de l'enfantement. C'est à notre époque que la procréation est devenue une affaire du corps liée à l'amour et au désir. Je dirais même que tout est possible et autorisé au nom de l'amour. Qu'il soit conçu naturellement ou au laboratoire, aujourd'hui, un enfant est avant tout une histoire d'amour. Le corps féminin, lui, n'est plus seulement au service du couple. Il est aussi au service des femmes seules, des hommes sans les femmes.

La bénédiction de l'utérus

La scène se passe lors d'une soirée hivernale bien fraîche, peu avant les fêtes de Noël. Dans un appartement parisien du 19e arrondissement, une vingtaine de femmes s'apprêtent à prendre place sur les coussins soigneusement disposés en cercle, autour d'une petite table avec des bougies. Elles sont toutes souriantes, calmes, comme en attente d'un événement heureux. Joliment vêtues, voire endimanchées, les mains croisées devant elles, elles dégagent une telle sérénité que l'on n'oserait les interrompre. Elles donnent même l'impression d'être possédées par un amour céleste indescriptible, un peu comme ces femmes affichant un léger sourire bienveillant sur les tableaux de la Renaissance. Si la scène n'était pas dans un appartement, nous aurions pu nous croire dans un couvent. Aucun homme n'est présent. Clothilde, la maîtresse des lieux, prépare une feuille sur laquelle on devine, d'après la disposition des lignes, une sorte de poème. C'est un texte de méditation. Elle met ensuite une musique de relaxation et invite toutes les convives à prendre place sur les coussins. Il est 18 h 30, la bénédiction de l'utérus peut commencer.

Mais de quoi est-il question ? C'est un rendez-vous régulier que des milliers de femmes du monde entier se donnent au moment de la pleine lune, afin de procéder à une bénédiction de l'organe féminin par excellence : leur utérus. Cette bénédiction est dispensée par l'une d'entre elles, que l'on appelle la « Moon Mother », spécialement formée pour cela. Ces rassemblements ont été lancés par l'Anglaise Miranda Gray il y a quelques années. Énergéticienne et thérapeute, cette dernière est convaincue, comme les femmes ancestrales, que le cycle féminin est inhérent à l'activité énergétique de la Lune et que chaque femme reçoit des ondes lunaires de façon cyclique. En 1994, elle a publié un ouvrage, *Lune rouge*[10], dans lequel elle invite le lecteur à redécouvrir les sources de la féminité. Elle y rappelle notamment l'importance des cycles menstruels et leur rôle

10. GRAY Miranda, *Lune rouge : Les Forces du cycle féminin*, Macro Éditions, 2020.

dans les comportements des femmes. Elle explique par exemple que, lors des règles, la femme relâche, par le biais des hormones, des tensions corporelles et émotionnelles. Il s'agit d'un phénomène naturel libérant une énergie singulière, durant lequel chaque femme est habitée par une inspiration créatrice hors du commun, ainsi que par un désir sexuel. C'est au cours de cette période qu'elle peut se régénérer et « *recréer le monde qui l'entoure* ». C'est aussi le point de départ d'un nouveau cycle, lié à une nouvelle fécondité. Miranda Gray tente de faire prendre conscience aux femmes de l'importance de leur cycle pour leur féminité, leur sensibilité et leur fertilité, comme leurs aïeules en avaient conscience.

À chaque fois que j'ai partagé un tel moment avec des « Moon Mothers », des sensations inattendues ont traversé mon corps. Selon les moments de la bénédiction, j'ai pu être totalement épuisée, comme me sentir légère. Je ne suis pas très spirituelle et, pourtant, à chaque fois, je n'étais plus moi-même lors de ces soirées. Est-ce un phénomène de groupe ? Est-ce une réelle activation énergétique lunaire que j'ai ressentie ? Difficile de trancher. Il me semble en tout cas qu'il s'agit d'un phénomène que certaines d'entre nous connaissent : lorsque plusieurs femmes partagent leur quotidien, que cela soit à la maison ou au travail, leurs règles se synchronisent ! Quelle loi de la nature ou de la science pourrait nous aider à comprendre cela ? Il y a dans cette manifestation corporelle un côté totalement irrationnel, a priori, mais qui semble démontrer que la puissance des échanges énergétiques conditionne notre corps dans toutes ses fonctions. De nombreuses femmes qui y croient affirment se sentir renaître et reliées à l'humanité. Actuellement, des dizaines de milliers de femmes de par le monde et de toute classe sociale assistent à ces réunions pour retrouver une nouvelle énergie et se reconnecter à leur source de fécondité.

Lors de ces cérémonies, les femmes renouent avec leur nature profonde. Elles s'ouvrent à la connaissance : celle de leurs périodes puissantes en énergies fécondes. Mais, attention, ces dernières ne se réfèrent pas forcément à la fécondité au sens de procréation. Elles comprennent la fécondité au sens large, celle de la création, de l'échange et du partage. Ce sont ces énergies-là qui constituent la puissance féminine. La bénédiction de l'utérus est comme une célébration, un acte qui valide la féminité perdue dans la vie sociale. Selon Miranda Gray, les liens énergétiques entre la Lune et la Terre permettraient de sortir des schémas ancestraux qui limitent la femme dans son propre développement. Si ces cérémonies connaissent autant de succès aujourd'hui, c'est bien que les femmes éprouvent le besoin de retrouver leur véritable identité. Il y a dans cette recherche un côté liturgique garantissant le caractère absolu et éternel de la féminité. En se connectant au féminin sacré par la méditation de partage, elles recourent à la spiritualité qui les aide à renouer avec les éléments essentiels : le corps et l'âme féminins. Ce corps authentique, elles tentent de le retrouver à travers ses états originels : saignements, ovulations, désir et douleur. Et l'authenticité n'est palpable qu'au moyen d'une écoute attentive de soi et du maintien des liens avec les autres.

Ce qui semble important, ce n'est pas le seul fait d'avoir encore son utérus. La fécondité féminine ne se limite pas à ses caractéristiques physiques. Retrouver ses ressentis, ses désirs et ses fonctionnalités naturelles est essentiel. Pour ces femmes, la nature cyclique est inscrite en elles pour l'éternité, et l'utérus en est le symbole.

La cavité utérine, centre de la vie

Dans *Le Corps du désir,* Jean-Marie Delassus explique comment s'est forgé à travers les siècles l'usage des mots « fertilité » et « fécondité » dans le monde polythéiste et monothéiste. Il y propose aussi une réflexion sur l'importance de l'utérus et du corps féminin dans le désir et dans la reproduction.

Ainsi, selon les philosophies anciennes, l'utérus est le centre de la relation que la femme noue avec la Terre et avec l'univers en général. Les cycles menstruels sont ainsi une circulation des énergies reliant la Terre et la Lune, dont ils sont dépendants. L'utérus est l'organe qui symbolise à la fois la fertilité et la fécondité. Il convient d'ailleurs ici de bien distinguer les deux : la première est liée à la capacité d'engendrer, alors que la seconde renvoie à la puissance humaine en général. Comme la Terre qui, influencée par les phases de la Lune, engendre la nourriture au gré des saisons pour l'éternité, la femme, elle, engendre dans son utérus l'enfant pour perpétuer le genre humain.

« *La femme est donc mystiquement solidarisée avec la Terre ; l'enfantement se présente comme une variante, à l'échelle humaine, de la fertilité tellurique (...), la sacralité de la femme dépend de la sainteté de la Terre*[II]. »

En proposant les bénédictions de l'utérus, Miranda Gray renoue avec la nature cosmique de la femme. Elle replace l'utérus féminin entre la Terre et la Lune et définit quatre archétypes possédant chacun son énergie liée à une phase du cycle menstruel et à une phase de la Lune : la Jeune Fille, la Mère, l'Enchanteresse et la Vieille Femme. La femme cyclique apparaît ici comme une sorte de médium entre les deux astres. Son utérus devient ainsi le centre de gravité de toutes les énergies créatrices de ce monde. Il accède au statut de puissance de l'humanité.

L'Homme a toujours cherché à être éternel. Par conséquent, il a aussi tenté de trouver à l'utérus un statut qui puisse correspondre à sa quête. Ainsi, il lui a tantôt attribué un pouvoir sacré, tantôt une nature animale et par conséquent mortelle.

II. DELASSUS Jean-Marie, *Le Corps du désir : Psychanalyse de la grossesse*, *op. cit.*

Le carrefour des conflits immunitaires et psychiques

Depuis le développement des techniques de la procréation médicalement assistée, il est admis que la fertilité ne dépend pas uniquement de la femme. Nous savons aujourd'hui que, d'un point de vue biologique, une femme et un homme peuvent être tout à fait fertiles séparément et infertiles ensemble. Il existe d'ailleurs de nombreux cas de rejet de spermatozoïdes lors de la fécondation. Un peu comme dans le cas du don d'un organe dont les cellules sont rejetées, l'utérus peut ne pas « accepter » l'embryon. Interviennent dans ce cas les défenses immunitaires, et des cellules effectuant un travail de défense de l'organisme de la femme. Mais pourquoi ces rejets ont-ils lieu chez certaines femmes seulement, ou pour certaines grossesses et pas d'autres ?
N'y aurait-il pas un facteur psychologique dans ces accidents ? Au risque de m'attirer les foudres des médecins, j'ose faire le rapprochement.

Après tout, de nombreuses histoires de couples que j'ai suivis montrent à quel point les fausses couches sont influencées par l'inconscient.
L'utérus est un nid, une sorte de réservoir où se concentrent les traces chimiques de tous les ressentis et de toutes les émotions. C'est le lieu de rassemblement de tous les vécus parentaux, qu'ils soient conscients ou inconscients. Si le fœtus se développe de façon autonome à l'intérieur, il reçoit néanmoins tous les stimuli de ce que vit sa mère à l'extérieur. Il est enveloppé par le placenta, qui le protège des dangers, mais qui laisse passer de nombreuses sensations. Frontière entre deux mondes, cette membrane est composée de cellules embryonnaires maternelles et paternelles. C'est un lieu de rencontre symbolique des deux géniteurs à partir de laquelle la vie de l'enfant va se constituer. Dans le placenta se mélangent les traces de deux histoires de vie, de deux mémoires cellulaires. C'est pourquoi il peut abriter toute sorte de conflits et de paradoxes.

L'histoire de Muriel

Muriel se présente à mon cabinet. Elle a 29 ans et ne peut avoir d'enfant en raison d'un problème rare de système immunitaire. Elle développe dans son utérus une grande quantité de cellules que l'on appelle « tueuses ». Mais qu'est-ce qu'une cellule tueuse ?
À l'origine, les cellules tueuses sont des cellules présentes chez chaque être humain et qui interviennent dans la lutte contre les maladies. Il s'agit des cellules qui, avec d'autres éléments du système immunitaire, patrouillent littéralement dans l'organisme, repérant et détruisant les cellules malades pour le guérir. Normalement, les *natural killers* (nom anglais de ces cellules) sont là pour protéger le corps des infections et agents pathogènes qui le mettraient en danger de mort. Cependant, il arrive qu'elles se rassemblent en grande quantité dans l'utérus de certaines femmes. Résultat :

à chaque tentative d'implantation d'un embryon, ces cellules tueuses l'anéantissent comme s'il s'agissait d'un virus ou d'une infection, empêchant ainsi la grossesse. Pourquoi ? Il paraît que ces cellules fonctionnent de manière « automatique ». Elles conserveraient en leur mémoire le souvenir des cellules malades qui ont traversé le corps. Cette « mémoire » leur permettrait de réagir plus vite lorsqu'elles constatent l'arrivée de nouveaux objets étrangers dans le corps. Si ces objets leur paraissent pathogènes, elles les tuent. Où est le problème ? Alors que des capteurs de reconnaissance très sophistiqués leur permettent de faire la différence entre les cellules malades et les cellules saines, elles liquident un embryon de bonne qualité. Les scientifiques parlent « d'erreurs de cible ». Cela donne à réfléchir...

Chez Muriel, les *natural killers* sont extrêmement nombreuses. Son utérus est le foyer dans lequel elles se développent à chaque période de règles. Et dès qu'un œuf

> fécondé tente de s'accrocher, leur nombre augmente. Il serait intéressant de s'interroger sur la nature des « souvenirs » portés par ces cellules tueuses qui les amènent à rejeter les embryons naissants. Est-elle strictement biologique ? Immunitaire ? Pour quelle(s) raison(s) des cellules propres au corps de la mère détruisent l'embryon des deux géniteurs ?

Les *natural killers* présentes en début de grossesse agissent-elles avec la même puissance que lorsqu'elles combattent une infection ? Comment repèrent-elles un rapport conflictuel entre les cellules utérines maternelles et paternelles ? Détiendraient-elles des informations que personne n'est en mesure de connaître ? De quoi doivent-elles protéger la mère ? Celle-ci les utilise-t-elle inconsciemment pour exprimer quelque chose ?

Prenons le parti de l'inconscient et laissons la science à ses questions.

Si l'utérus renferme l'ensemble des vécus émotionnels parentaux transmis à l'enfant, il s'agit peut-être d'un conflit que la biologie cellulaire seule ne peut expliquer. Une émotion en tant que telle se caractérise par sa biologie et son énergie. L'empreinte qu'elle laisse dans les tissus pourrait jouer un rôle dans le comportement des cellules tueuses. En effet, nombre de conflits auto-immuns peuvent être d'origine psychosomatique.

Rappelons que l'utérus est censé être « accueillant » pour l'embryon. La médecine parle même de « réceptivité utérine » et de « dialogue précoce de l'embryon avec l'endomètre ». Ce dialogue ne dure que quelques jours après la rencontre. Un laps de temps appelé « fenêtre d'implantation ». Pendant cette période se joue une véritable « entente » entre la matrice et l'embryon. Il s'opère comme une mise en place des fondations de la nouvelle vie : certaines cellules quittent l'utérus, laissant la place à d'autres. Un grand nombre de processus chimiques se réalisent pour que la grossesse se poursuive. Mais cela ne veut pas dire que tout est joué pendant ces quelques heures. Le rejet de l'embryon par les cellules tueuses peut avoir lieu bien plus tard et provoquer une fausse couche alors que la grossesse semblait bien installée. Parfois, la grossesse peut continuer et subir des complications à l'approche du dénouement. Cela pourrait être le cas de certaines complications comme la pré-éclampsie, une pathologie de la grossesse qui peut mettre en danger la vie de la mère et du fœtus. Dans ces cas, les conflits immunitaires auraient pour origine l'action de ces cellules. Comme si le corps avait des difficultés à accepter l'enfant qui grandit en lui.

Dans l'article « Bio-psychologie du narcissisme primaire[12] », Bernard Auriol affirme :

« *L'embryon puis le fœtus n'ont pour environnement que l'antre de chair placentaire enté sur l'utérus maternel, lequel se comporte en filtre plus ou moins sélectif. Ce filtre laisse entrer dans la circulation sanguine du petit toute sorte de substances en fonction de leur concentration chez la mère et de leur capacité à franchir l'interface placentaire. Parmi ces substances, certaines sont connues pour leur rôle apaisant, voire euphorisant, ou au contraire stressant, angoissant. De sorte que le vécu émotionnel de la mère a une répercussion évidente chez son enfant, qui éprouvera toute sorte d'états dépendants d'elle assez strictement.* »

12. Article à consulter à cette adresse : http://auriol.free.fr/psychanalyse/narcisse.htm

Ne peut-on pas imaginer que, dans le cas des cellules tueuses intra-utérines, le corps maternel se défende contre un danger émotionnel ? Cela pourrait coïncider avec le principe de la mémoire cellulaire qui régit le comportement de l'être. Si on admet l'existence de schémas répétitifs qui résultent des croyances, la femme peut inconsciemment rejeter son embryon et ainsi ne jamais « se permettre » de tomber enceinte. Les réactions de son corps ne seraient que des automatismes fondés sur une croyance négative, comme c'est le cas des peurs irraisonnées. Il s'agit là des phénomènes de la mémoire du corps. Nous verrons dans les chapitres suivants comment cette mémoire se construit dans les cellules d'un bébé *in utero*.

4

Le corps FERTILE, *une* histoire d'amour

La stérilité comme expression du soma et de la psyché

Nous l'avons dit, plus de deux mille ans se sont écoulés depuis les événements de la Bible, et la conception est passée d'une capacité du corps physique à celle d'un corps aimant, à celle du corps aimé. On ne parle plus du souffle de Dieu ni d'assurer une descendance. On parle d'un enfant comme d'une histoire de deux corps qui s'aiment. Avant d'être celui qui prolonge l'espèce, l'enfant est considéré comme personnification, la personnification d'une union amoureuse. L'amour de soi, l'amour de l'autre, l'amour reçu et l'amour donné : le bébé qui naît est le résultat de tout cela. Le corps maternel est le « corps-amour » qui fait naître l'enfant. C'est aussi lui qui se programme à la fertilité. Évidemment, la psychologie et la psychanalyse sont passées par là. Grâce à elles, nous en savons un peu plus aujourd'hui sur le fonctionnement du corps humain et l'impact des émotions sur sa santé. Dès lors, nous pouvons faire le lien entre les souffrances physiques et les expériences de vie.

La maladie, les comportements pathologiques, l'infertilité, sont des expressions du corps en souffrance. Dans son ouvrage sur les stérilités féminines[13], la psychanalyste Sylvie Faure-Pragier présente des concepts psychanalytiques face à la stérilité de la femme moderne. Elle y affirme que « *le conflit psychique provoquerait un déséquilibre de l'organisme, entraînant une réponse pathologique de l'axe endocrinien, un spasme des trompes ou une altération immunologique* ». Elle soutient que « *la causalité psychique pourrait être responsable d'un symptôme non spécifique (...) dont l'infécondité ne serait qu'une expression aléatoire* ». Il s'agit de la théorie psychosomatique selon laquelle la stérilité pourrait, entre autres, être une somatisation se rapprochant de la névrose d'angoisse *« dans laquelle l'angoisse n'est pas consciente mais déchargée dans le corps »*.

Les troubles organiques et fonctionnels empêchant la conception seraient dus à la façon dont le corps de la femme vit les expériences de sa vie. Le corps est un lieu d'expérimentation. Il est celui où se « pratique » l'amour. Si, par exemple, des carences

13. FAURE-PRAGIER Sylvie, *Les Bébés de l'inconscient : Le Psychanalyste face aux stérilités féminines aujourd'hui*, Éditions PUF, 2004.

d'amour parental ont été vécues, elles peuvent se traduire par une incapacité à mettre au monde un enfant.

Le corps et l'image du corps

Le corps physique est constitué de cellules et de fonctions. Mais, au-delà de la matière, il se caractérise par une sensibilité : une palette de sensations diverses et variées allant du plaisir à la douleur. Ces sensations lui donnent le caractère de ce que le psychanalyste Jean-Marie Delassus appelle le « corps entier ». Dans *Le Corps du désir*, il explique que « *le corps entier n'est pas seulement le corps anatomique. (...) Même s'il lui manque un membre, il n'est pas moins corps* ». Qu'est-ce que c'est, alors ?
C'est un corps « *relatif à l'interaction sensible de ses composants (...), un état du vivant dont le résultat dépasse tout ce que l'on peut considérer en tant que corps anatomique* ».
La notion peut paraître abstraite. Elle reflète pourtant l'être humain dans sa globalité. Le corps entier, c'est la chair et tout ce qui s'en dégage. C'est le corps

physique élargi à ses ressentis, à ses sentiments, à ses émotions, à son imagination et à son intellect. Le phénomène du membre fantôme en est la meilleure illustration. Lorsqu'une personne accidentée s'est fait amputer un membre, un bras ou une jambe, elle continue à en ressentir des sensations dans le prolongement de la partie restante. Des picotements, une sensation de chaud ou de froid, exactement comme si ce membre était toujours à sa place. Cela semble démontrer que, autour du corps physique, il se passe quelque chose d'ordre énergétique. Qu'il existe une sorte d'enveloppe composée d'ondes : « *Si le corps physique est clos sur lui-même, le corps global s'étend à l'infini parce qu'il a l'infini pour objet.* » Cet infini, ce sont toutes les composantes du conscient et de l'inconscient. C'est, entre autres, la capacité d'imagination, c'est-à-dire une façon de voir la réalisation de soi non seulement à partir de son enveloppe corporelle, mais aussi au-delà de celle-ci. L'auteur affirme :

« *Le corps global ne peut être réduit à l'impuissance, et, à cet égard, la puissance sexuelle ne suffit pas (...), le corps global doit vivre et s'étendre par sa pensée propre, c'est-à-dire son activité imaginale permanente : c'est un corps de rêve. (...) Le corps global est global par sa capacité de conception dans le désir d'enfant, qui est un de ses actes majeurs.* »

La fertilité est la capacité de créer un enfant comme une œuvre, et l'œuvre ne peut sortir que d'un corps global. Les femmes à qui on a retiré l'utérus, devenues mères grâce à la gestation pour autrui, en savent quelque chose. Elles sont nombreuses à ressentir des douleurs, à avoir des sensations dans la partie basse de leur ventre. Parfois, durant des années, elles ressentent diverses manifestations du syndrome prémenstruel sans que règles il puisse y avoir. Et celles qui naissent sans utérus ont bien du mal à renoncer à l'enfant imaginé. Mieux, elles n'ont aucun doute quant à leur capacité à enfanter. Comme si leur maternité ne se situait pas dans l'utérus mais ailleurs. Ailleurs, c'est-à-dire dans tout leur corps, aussi bien dans leur cœur que dans leur esprit, et non pas uniquement en bas de leur ventre. Le corps global de toute femme désirant un enfant est un artiste. Il rêve, imagine, crée et conçoit son enfant-création.

Mais de quoi le corps global se sert-il pour créer cet enfant ? Comment une femme conditionne-t-elle inconsciemment son corps au fait de procréer ?
Il y a, pour cela, un élément clef. C'est l'image qu'elle a de son corps et de ce pour quoi il est fait. Mieux, il y a son image inconsciente qui se forge en elle durant toute son enfance.
La notion d'image du corps existe depuis presque un siècle. C'est le psychiatre autrichien Paul Schilder qui en propose une première définition dans son ouvrage *L'Image du corps*[14] :

« *L'étude de l'image du corps nous placera nécessairement devant ce problème central pour la psychologie : quelle est la relation entre les impressions de nos sens et nos mouvements ou la mobilité en général ? Nous sommes narcissiques. La topographie du modèle postural du corps sera la base des attitudes affectives de l'individu à l'égard de son corps. (...) Le schéma corporel est ici celui qui a une incidence sur l'image que l'on s'en fait ainsi que des problématiques de son rapport au corps.* »

14. SCHILDER Paul, *L'Image du corps*, Éditions Gallimard, 1980.

L'image du corps commence à prendre forme dans le regard d'un enfant dès lors que celui-ci commence à prendre conscience de ses membres. Sa structuration serait fondamentale dans la façon dont l'adulte vit sa vie. C'est, en effet, l'image que l'on a de soi qui conditionnerait la qualité de ce vécu. Évidemment, l'image du corps n'est pas quelque chose d'ordre intellectuel. C'est d'ailleurs pour cela que Françoise Dolto a privilégié la notion d'image inconsciente du corps. Dans son ouvrage du même nom[15], elle décrit la différence qui existe entre l'image du corps, le schéma corporel et l'image inconsciente du corps.

Selon elle, le schéma corporel est le même pour tous les individus de l'espèce humaine. C'est en fait une réalité, tout simplement. Ce sont nos organes, notre enveloppe corporelle et toutes les liaisons qui se font entre eux. Ce sont aussi toutes les sensations physiologiques, viscérales, circulatoires.

Contrairement au schéma corporel, l'image du corps, elle, n'est pas tout à fait la même pour tous les individus : « *Elle est liée au sujet et à son histoire* » et est totalement inconsciente :

15. DOLTO Françoise, *L'Image inconsciente du corps*, Éditions du Seuil, 1984.

« *L'image du corps est la synthèse vivante de nos expériences émotionnelles : interhumaines, répétitivement vécues à travers les sensations érogènes électives, archaïques et actuelles. (...) L'image du corps est à chaque moment mémoire inconsciente de tout le vécu émotionnel, et, en même temps, elle est actuelle, vivante, en situation dynamique*[16]. »

La psychanalyste affirme que c'est grâce à l'image du corps que nous avons la capacité d'entrer ou pas en relation avec autrui, car c'est dans l'image du corps que le passé côtoie le présent, que le temps se joint à l'espace, et que le passé inconscient résonne dans la vie présente. Ce propos me semble indispensable à la compréhension du lien qui existe entre le rapport au corps et la capacité à se reproduire. Le rapport au corps est le fondement de la fertilité féminine. Le corps global ne peut produire un enfant qu'en fonction de son image inconsciente, elle-même résultat du vécu global de la personne.

16. DOLTO Françoise, *L'Image inconsciente du corps*, *op. cit.*

La transformation du corps et le désir de grossesse

L'histoire de Maëlle

Lorsque je l'ai vue la toute première fois, je me suis dit : « *Cette jeune femme a l'air parfaite* » : de taille moyenne, mince, une silhouette élancée, un très beau visage et un sourire éclatant. La première séance fut quelque peu particulière. Nous avons passé une heure à nous regarder et à sourire, et Maëlle a dû changer de pose plusieurs fois, tantôt en croisant ses jambes, tantôt en les décroisant, mais toujours droite et le visage orné de ce sourire de télévision. À vrai dire, j'ai trouvé ces instants très étranges, mais je savais que ce silence accompagné de postures élégantes était l'expression d'une chose pour laquelle elle était venue me consulter. Alors que la pièce dans laquelle je reçois est censée être accueillante et produire un effet plutôt relaxant, Maëlle semblait adopter des poses de bureau, telle une *working girl* à une réunion importante. J'avais beau lui proposer de se détendre, elle répondait qu'elle était détendue en serrant ses jambes et en rectifiant sans cesse la position de sa colonne vertébrale. Évidemment, je savais qu'il y avait de la tension dans l'air. Et elle a fini par se décider à parler. Elle venait pour ses problèmes d'infertilité et de fécondations in vitro infructueuses. Ni elle ni les médecins ne comprenaient pourquoi les quatre fécondations qu'elle venait de vivre s'étaient toutes soldées par un fiasco. Maëlle vivait une double contrainte : d'abord celle de ne pas pouvoir tomber enceinte, ensuite celle de ne pas savoir si une implantation d'embryon dans son utérus était possible, étant donné que le taux de l'hormone de grossesse bêta-HCG[17] mesuré après chaque tentative de fécondation était égal à zéro. Au fur et

17. Gonadotrophine chorionique (Bêta-HCG) : hormone produite par le placenta lorsqu'une femme est enceinte.

à mesure des séances, elle a découvert que son désir d'enfant était accompagné d'une angoisse. Malgré tous ses efforts de relaxation, de gestion des émotions, les soins médicaux, elle ne parvenait pas à élucider la « faille de son corps », comme elle l'appelait. Au bout de plusieurs mois d'efforts acharnés, à l'approche des fêtes de Noël, elle m'a informée du fait qu'elle avait prévu de passer ces fêtes avec son mari chez ses parents, en Charente-Maritime. Or il se trouve que, juste avant, son père devait passer quelques jours à Paris pour le travail. De ce fait, il avait proposé à Maëlle de les emmener tous les deux dans sa propre voiture lors de son retour à la maison familiale.

Peu avant son départ, elle s'est présentée au cabinet en larmes. Elle m'a alors affirmé qu'elle ne pouvait pas passer Noël chez ses parents. Elle me dit avoir pris conscience de quelque chose d'important. L'idée que son père vienne la chercher pour l'emmener à la maison de son enfance alors qu'elle se battait pour avoir un enfant lui était insupportable. Elle pourrait, m'a-t-elle dit, supporter d'y aller, mais que son père vienne la chercher, comme souvent il venait la chercher à l'école dans l'enfance, n'était pas possible à accepter.

Depuis sa plus tendre enfance, Maëlle avait été une petite fille parfaite. Elle avait reçu une excellente éducation et beaucoup d'amour parental. Elle avait été une adolescente à la silhouette fine et soignée, maîtrisant l'art des bonnes manières. Elle avait eu un « petit » problème d'anorexie, mais « rien de grave », somme toute. Elle se souvenait que son père aimait les femmes très minces, aux corps harmonieux. Sa mère en fut une. Maëlle et sa sœur devaient donc lui ressembler. Elles ont toutes les deux passé leur jeunesse à se peser quotidiennement de crainte de recevoir des remarques de leur père. Pendant les études qu'elle a suivies à Paris, Maëlle a rendu visite à ses parents quelques fois seulement. Lors de ces rencontres, son père avait toujours un petit mot à dire pour lui signifier qu'elle avait pris quelques centaines de grammes et que cela se voyait. Jamais de réflexions directes, simplement de petites phrases anodines incrustées dans de grandes conversations sur un autre sujet. Le jour de notre séance, Maëlle m'apprend qu'elle ne peut pas passer le voyage aux côtés de son père, avec un projet de grossesse qui occupe toute sa tête. L'idée même de son corps rond donc gros lui est insupportable en présence de son père. Pourtant, leur relation est plutôt agréable. C'est un père responsable, aimant, admiratif de sa fille qui est belle et qui a réussi socialement. Quel est donc le problème ? Elle a découvert que le fait d'avoir un enfant implique une grossesse. Elle a découvert que les changements du corps pendant cette période ne seront pas maîtrisables, comme cela peut être le cas des problèmes de poids survenant à l'adolescence. Elle a découvert enfin que son désir d'enfant avait été étouffé par une peur panique de se présenter devant son père un jour avec un ventre de femme enceinte, donc grosse.

Elle a identifié ses angoisses. Je l'ai aidée

> à déprogrammer les croyances négatives. Maëlle croyait que si elle se présentait grosse (enceinte) devant son père, il ne l'aimerait plus, il la jugerait, ce qu'elle pourrait prendre pour un abandon.

L'accompagnement à la conception permet de dénouer des blocages inconscients liés à l'image du corps. Le cas de Maëlle est l'un des plus parlants. Bien sûr, il existe d'autres exemples, comme celui de cette femme que j'ai rencontrée dans un hôpital. Elle me disait être enceinte pour la huitième fois. Ses grossesses étaient pour elle un moyen d'éviter le regard des hommes. Porter des enfants lui permettait de ne pas être une femme attirante. Elle était plutôt contente de prendre du poids à ce moment-là parce que son mari était quelqu'un de très jaloux. Le fait d'être enceinte et grosse lui permettait de marcher librement dans la rue sans qu'aucun homme la regarde. Ainsi, elle évitait les scènes de ménage et les colères de son époux.

L'image du corps commence à se construire chez tous les enfants dès le plus jeune âge. Nous pouvons observer que la plupart des petites filles âgées de trois, quatre ou cinq ans font semblant de porter un bébé en gonflant leur ventre. Certaines mettent un coussin sous leur vêtement pour imiter une grossesse. Ce sont les moments où elles prennent conscience qu'elles viennent elles-mêmes d'un ventre. Ces gestes sont parfois précédés de questions portant sur leur venue au monde. Le fait de voir son ventre gros n'est pas encore, à cet âge, porteur de la même image qu'un ventre grossissant. Il s'agit bien sûr dans les deux cas d'une possibilité imaginaire d'un changement du corps. À l'adolescence, certaines jeunes filles ont peur de grossir. Elles surveillent leur poids ainsi que les changements de leur silhouette de façon maladive, ce qui les conduit aux troubles de comportement alimentaire : anorexie et boulimie. Mais ces comportements prennent justement leur source dans la période de développement entre 3 et 6 ans appelée en psychanalyse l'« âge de la castration primaire ». Ces trois ans sont ceux durant lesquels les petites filles apprennent leur appartenance sexuelle et sont censées être fières de devenir comme leur mère, c'est-à-dire des femmes. Dolto explique que les fillettes de 3 ans qui ont été « convaincues de la valeur de leur personne en tant que fille de tel homme et de telle femme, ces jeunes filles-là font rarement (...) de l'anorexie ». Cela veut dire que les troubles de l'image du corps commencent très tôt. Ils sont liés à la reconnaissance par le couple parental de la petite fille en tant que leur enfant-fille, donc future femme. Ils passent par l'identification que la petite fille fait d'elle-même grâce à sa mère et par la représentation et la valeur que cette dernière lui soumet de son père. Dolto parle de la « valeur du père telle que la mère sait en susciter la conscience » à sa fille. C'est donc, en quelque sorte, un problème inconscient de reconnaissance de la part de ses deux parents qui serait à l'origine des troubles de l'image du corps responsables de l'anorexie et de la boulimie. Non réglé, il peut entraîner des difficultés avec l'image de femme et donc influencer la future fécondité. La croissance des seins, l'élargissement du bassin, les changements hormonaux faisant grossir le ventre, tous les signes physiques de la féminité naissant à la puberté représentent chez ces jeunes filles un danger, car elles ne peuvent pas supporter l'idée de devenir femme, donc l'idée même d'une possible grossesse. D'ailleurs le mot « grossesse », comme le souligne très justement

Dolto, fait référence à celui de « grosse », ce qui veut simplement dire pour l'inconscient de ces filles que la grossesse est égale à un danger.

L'image du corps et la notion de contrôle

Le rapport qu'une jeune femme anorexique entretient avec son corps est celui du contrôle. La nourriture est pour elle le moyen de maîtriser ce qu'elle voit dans son miroir, et donc de l'ajuster au besoin, et rapidement s'il le faut. Cela est possible et facilement réalisable à l'adolescence, lorsque aucune maladie organique existante n'empêche de jongler avec les kilos « en trop ». Mais ce n'est pas la même chose qui se joue pendant la période de la grossesse. Là, rien, strictement rien n'est possible, tant le corps prend le pouvoir pour loger l'enfant à naître. C'est donc totalement impossible à contrôler, et par conséquent insupportable que de tomber enceinte dans l'inconscient d'une jeune femme ayant ce genre de souci. Je vois souvent les problèmes de fertilité chez des jeunes femmes ayant eu un passé anorexique-boulimique. Je l'ai traversé moi-même. Certaines ont simplement frôlé la maladie grave, d'autres y sont passées entièrement, si l'on ose le terme. Toujours est-il que le rapport qu'elles entretiennent avec leur corps n'est pas apaisé. Il est violent, pas naturel. Il y a chez ces femmes quelque chose de l'ordre d'une peur sous-jacente « d'aller à la mort » en tombant enceintes. Elles parlent du fait de devoir grossir, de devoir de nouveau entrer dans une spirale de calcul des calories pour simplement se sentir vivantes après la naissance de leur enfant. Ces femmes expriment un manque d'amour qu'elles ont pour elles-mêmes. Pour leur corps, qui est devenu une sorte d'objet de marchandage. J'ai entendu un jour cette phrase prononcée par l'une d'entre elles, ancienne anorexique en parcours de procréation médicalement assistée, lors d'une séance d'hypnose : « *Mon corps le sait. Il doit me donner cet enfant sans que je souffre. Sinon, pas de bras, pas de chocolat.* » Pour elle, le corps est un soldat dont elle peut exiger ce qu'elle désire et à ses conditions à elle. Il ne doit pas la faire souffrir. Il doit être juste comme elle le décide et faire ce qu'elle décide qu'il fasse. Ce rapport de force est fréquent. Il est également à l'origine de nombreuses « infertilités inexpliquées ».

Dans le cas des femmes qui conçoivent par fécondation in vitro, il est encore plus prégnant, car, avant même une possible grossesse, elles doivent vivre une phase de préparation lors de laquelle leur corps est véritablement mis à mal. La préparation d'une ponction est un processus très éprouvant pour le corps. Il nécessite de nombreuses injections quotidiennes d'hormones effectuées soit pour un ou une infirmière soit par le ou la conjoint(e). Mais le plus souvent, les femmes choisissent de faire ces injections elles-mêmes. C'est pour elles, une double peine : « se faire du mal pour se faire du bien » comme dit Agnès, une d'entre elles. Le ventre est alors abîmé, couvert de bleus pendant des semaines entières et parfois pendant toute la grossesse. Ces injections sont accompagnées de contrôles échographiques. Il se produit alors parfois un effet inverse à celui que l'on recherche : au lieu de tomber enceinte plus rapidement, la jeune femme enchaîne des ponctions blanches[18], des transferts ratés, etc. Certaines ne supportent pas les traitements hormonaux, tellement leur inconscient les renvoie à l'adolescence où leurs seins commençaient à pousser, leur bassin, à

18. Une ponction blanche : ponction qui se caractérise par l'absence d'ovocytes lors d'une tentative de recueil en vue d'une FIV.

s'élargir, et leur ventre, à se ramollir. Cette période de préparation à la FIV ressemble terriblement à la puberté, où tout commence à prendre plus de place. On les voit souvent résignées, ne comprenant rien à ce qui leur arrive, même si elles « veulent à tout prix » cet enfant.

L'image du corps et l'imagerie médicale

Mais l'image du corps est de nos jours influencée par un autre élément : l'imagerie médicale. Le corps de la femme « infertile » est aujourd'hui totalement mis entre les mains des spécialistes des techniques de la procréation. Pour rester simple : toute femme a déjà vu au moins une fois dans sa vie son utérus et ses ovaires en photo. Toute femme « infertile » a déjà vu, au moins dix fois, son utérus et ses ovaires en photo. Si l'on suit la feuille de route médicale, ce n'est plus le corps entier qui procrée, mais « la cavité utérine », comme décrit sur le compte rendu d'une échographie. L'imagerie médicale se met à remplacer l'écoute de son corps. Aucune femme avec des problèmes de fertilité ne se fie plus à sa propre expertise, celle de sa main sur son ventre, ou à celle du médecin qui palpe. Toutes ne se fient qu'à l'échographie. La vérité de nos corps est devenue celle de l'appareil. Son image est devenue celle de l'écran ! Le ressenti est devenu totalement secondaire. Ne dit-on pas à ces femmes : « *Cessez de vous écouter, ce que vous ressentez, vos signes, cela ne veut rien dire !* » Alors, bien sûr, la charge émotionnelle peut fausser les signaux du corps. C'est d'ailleurs le cas de toutes les grossesses nerveuses[19]. Néanmoins, si la personne ne peut plus se fier à son corps, comment peut-elle en exiger autant de performance ? J'ai été, autrefois, patiente d'un médecin gynécologue renommé à Paris. Ce monsieur avait travaillé dans les plus grands hôpitaux de Paris et est l'auteur de nombreux ouvrages sur la conception. Je ne citerai pas son nom afin de ne pas lui faire de tort, car il n'avait pas, et n'a peut-être toujours pas, d'appareil à échographie dans son cabinet. J'ai vu, au fil du temps, nombre de ses patientes changer de médecin pour cette raison technique. Perte de temps, d'argent, manque de confiance, les ont fait

19. La grossesse nerveuse : trouble psychique s'exprimant par le ressenti de grossesse alors que la femme a peur soit d'être enceinte soit de ne pas l'être.

changer de spécialiste. C'est que ce médecin palpait le ventre, longtemps, longuement et attentivement. Il ne prescrivait l'échographie que lorsqu'il la jugeait utile. J'ai personnellement regretté qu'il n'ait pas un appareil et l'ai quitté également. Aujourd'hui, je pense que j'avais tort, car son approche rejoignait bien mes convictions !

L'imagerie est indispensable et elle aide, mais elle fait des dégâts. La perception de l'intérieur du corps qu'elle offre n'est pas sans incidence sur les réactions des femmes. Évidemment, sans elle nous n'aurions pas autant de certitudes et donc de confiance en ce qui se passe dans l'utérus. Toutefois, elle représente un véritable piège parce que la confiance dans le corps n'est plus au rendez-vous sans « preuves ».

Si l'image du corps vue dans le miroir est limitée à l'enveloppe extérieure, l'intérieur, lui, restait jusqu'à il y a peu le fruit de l'« image-i-nation ». L'imagerie médicale a obligé les femmes à se trouver face à une sorte de confrontation de ces deux visions. De ce fait, elle a aussi modifié leur rapport au corps.

L'image médicale possède une double portée : elle matérialise les organes de la procréation en permettant à la femme de s'assurer de (et de se rassurer sur) sa capacité à enfanter. Mais elle participe aussi à ce que l'on peut appeler une « externalisation » des organes de la procréation de son corps. Il y a peu, une jeune femme m'a avoué ne jamais toucher son ventre, et ce depuis une dizaine d'années. Elle a subi tant de fausses couches et d'opérations que son ventre est devenu un morceau « *totalement détaché du reste* », comme elle l'affirme. Elle ne fait confiance qu'aux échographies et aux piqûres. Elle en souffre, bien sûr, mais elle préfère laisser « ça » aux médecins.

Du désir d'enfant à la décision d'en avoir

La notion de « désir » d'enfant est très récente. On en parle depuis que la femme a la possibilité de contrôler ses ovulations, donc depuis la légalisation de la pilule contraceptive en 1967. Elle se pose en même temps d'ailleurs que celle de « projet de famille ». Vouloir un enfant est devenu assimilable à « vouloir une maison » ou encore à vouloir exercer telle ou telle profession : un vœu suivi d'une décision et d'une action pour le réaliser. Puisque l'arrivée de la grossesse n'est plus un fait incontrôlable, l'enfant fait partie d'un plan de vie bien élaboré tout comme le choix du futur partenaire. La question du désir vient alors dans ce contexte de liberté de décider. Mais sur quoi cette liberté repose-t-elle ?

Voici une lettre que j'ai reçue de la part d'une jeune femme, Kornelia, suivant un traitement contre l'infertilité.

> *« J'ai commencé un parcours pour le don d'ovocytes il y a trois mois dans une clinique barcelonaise et ai fait une fausse couche d'un premier embryon, puis une seconde d'un deuxième embryon, il y a un mois. Malheureusement, le troisième embryon que l'on vient de me transférer n'a pas tenu, et je viens de subir une aspiration. Je dois dire que j'accuse le coup et que je n'arrive plus à faire face. Je sais que je peux repartir chercher un autre embryon, mais je ne me sens plus aussi optimiste qu'avant. Je n'arrive plus à envisager cette maternité comme un aboutissement de nos projets, mais seulement comme une éventualité très floue. Notre parcours n'a pas été très long, mais très compliqué, et j'ai toujours été persuadée que ce bébé pointerait un jour le bout de son nez. Aujourd'hui, je n'ai plus aucune vision précise de la chose. »*

Ni une évidence, ni un projet abouti, mais une éventualité très floue. Cette jeune femme a toujours désiré avoir un enfant. Malheureusement, depuis qu'elle et son mari ont décidé d'arrêter la contraception, soit un an avant qu'elle ne m'adresse cette lettre, elle n'est jamais tombée enceinte naturellement. Elle a donc eu recours au don d'ovocytes pour insuffisance ovarienne. Malgré le transfert d'excellents ovocytes – issus d'une donneuse – et en l'absence d'autre problème médical, aucune de ses trois grossesses n'a été menée à terme. Dès lors, la question reste entière : pourquoi ne réussit-elle pas à garder ses embryons ?
En prenant la pilule, elle s'est en effet crue libre de choisir le bon moment pour enfanter, mais s'est laissé bercer, comme beaucoup d'autres, par le mirage d'un contrôle de ce qui ne se contrôle pas.

Pour la psychanalyste Sylvie Faure-Pragier[20], « *concevoir un enfant, comme concevoir une pensée, suppose la capacité d'abandonner la maîtrise, les principes connus et le fonctionnement ordonné du corps physiologique, pour laisser se produire à l'intérieur de soi un bouleverse-*

20. FAURE-PRAGIER Sylvie, *Les Bébés de l'inconscient : Le Psychanalyste face aux stérilités féminines aujourd'hui*, *op. cit.*

ment inconnu d'où émergera du nouveau : pensée, œuvre ou enfant. Dans l'inconception, l'enfant à naître paraît comme impossible à représenter – chaos terrifiant – ou comme reproduction du connu, double de soi-même tout aussi inacceptable ».

Pour pouvoir donner la vie à un enfant, il est nécessaire de « *jouer avec les représentations, l'espace, pour progressivement concevoir, laisser émerger en soi un enfant ou une œuvre inconnue* ». C'est seulement à ce moment-là que « *l'appareil psychique manifestera un élargissement, une véritable expansion, ayant acquis la capacité réceptrice qui pourra, dès lors, se transmettre au corps* ».

L'acte de conception serait donc acte de création. Il ne commencerait pas au moment où la volonté de concevoir est consciente. Il serait de nature plutôt intuitive, se construisant progressivement, toute une vie durant, et son idée consciente ne serait qu'un aboutissement. Pour la psychanalyste, il est possible de concevoir un enfant seulement si on abandonne la maîtrise de son corps. On ne « *force pas un enfant à venir en décidant, mais on le laisse apparaître* ». Rien ne sert de contrôler les mécanismes connus de son organisme, puisque l'enfant est une œuvre inconnue. La conception échappe ainsi à toute maîtrise, et le désir d'enfant ne peut pas être assimilé à une quelconque décision consciente. À quoi peut-on alors l'assimiler ?

Le désir d'enfant fait l'objet de nombreuses analyses. Il est considéré à la fois comme le fruit de l'amour et l'expression du besoin biologique de notre corps de se reproduire. Du point de vue sociétal, il est même devenu la pierre angulaire d'une maternité réussie. On demande systématiquement aux femmes infertiles si elles désirent vraiment cet enfant, en sous-entendant parfois que les échecs seraient liés à l'absence de désir. On traite désormais, en psychothérapie, des affections psychosomatiques en lien avec le fait que le patient ait été ou non désiré. Bref, on pense aujourd'hui que l'analyse du désir d'enfant est une étape indispensable à la procréation : pour que l'enfant vienne et qu'il trouve sa place au sein du couple et sur terre.

Mais alors, il reste un problème. Parce que le désir d'enfant de chaque femme s'exprime différemment en fonction de son histoire personnelle. Et qu'il a été contraint de ne s'exprimer que lorsque la décision du mental a été prise.

On ne peut nier que, avec la pilule, les femmes disposent, ou pensent disposer, d'une certaine maîtrise de leur corps. Elles peuvent jongler avec leur cycle en fonction de leurs projets de vie à court ou à long terme. Cependant, ce n'est pas sans conséquence sur leur fertilité.

En cas de désir de relation sexuelle ou d'acné, une jeune fille, bien souvent, se voit proposer la pilule après l'apparition des premières règles. La contraception peut durer des années. À partir du moment où elle projette d'avoir un enfant, elle doit arrêter la contraception et surveiller son ovulation. À l'heure du « tout connecté », une application pour smartphone permet de connaître le jour de ses règles et de ses périodes fécondes. De temps en temps, en cas de besoin (long voyage ou événement sportif...), elle peut totalement interrompre ses menstruations. Ainsi, son cycle naturel peut ne plus avoir lieu durant la période choisie. Et au moment où elle décide d'avoir un enfant, au moment où son désir peut enfin rejoindre son projet conscient et bien préparé dans la pratique, elle tend à exiger de son corps qu'il le lui donne. Ce n'est pas l'idée de l'enfantement proposée par Sylvie Faure-Pragier. Le corps ne répond pas toujours à l'appel d'une décision consciente. Et la grossesse n'arrive pas toujours. Une personne rencontrée lors d'une soirée de la bénédiction de l'utérus m'a affirmé n'avoir jamais vu ses menstruations arriver naturellement, sauf la toute première fois lorsqu'elle avait 14 ans. Elle m'a confié avoir toujours pris la pilule en continu afin que les règles ne la gênent pas dans son travail, et avoir retrouvé ses règles comme au premier jour à la suite de l'abandon de la contraception et d'un long travail intérieur sur elle-même. Son corps a eu besoin de deux années pour retrouver son équilibre naturel. Et ce cas est loin d'être unique. De nombreuses femmes ont besoin de créer des liens avec d'autres pour se relier à leur nature féminine et retrouver leurs vraies ovulations. J'ai moi-même été témoin d'une grossesse naturelle survenue après une ovulation disons « miraculeuse » à la suite de l'une de ces soirées. Soyons réalistes, cela n'arrive pas souvent. Cependant, de nombreuses femmes que je connais ont retrouvé leur cycle naturel grâce à ce moment fort en énergie.

S'il est autant question du cycle menstruel féminin, c'est parce que de nos jours la femme ne sait plus vraiment ni entendre ni ressentir les désirs de son corps. La plupart de celles qui franchissent la porte de mon cabinet affirment désirer un enfant depuis longtemps. Mais si aujourd'hui elles sont en difficulté, c'est que l'enfant désiré depuis fort longtemps est devenu « l'enfant-projet » mis en route de façon consciente et attendu à un moment précis. Cela les oblige à « mettre toutes les chances de leur côté » et à ne faire l'amour que certains jours bien précis. Et, si le résultat escompté tarde, à consulter un médecin rapidement, tant l'attente est insoutenable. Il est pour elles hors de question de prendre le risque de ne pas avoir détecté à temps une éventuelle anomalie biologique qui pourrait retarder la grossesse. Et, paradoxalement, ce ne sont pas elles mais les médecins qui prennent parfois le temps de voir comment leur corps fonctionne naturellement, en retardant la procréation médicalisée d'office et en refusant la totalité des examens et la stimulation en urgence.

Concernant la procréation médicalement assistée, aussi bien les patientes que les médecins sont devenus aujourd'hui victimes des progrès scientifiques. La première consultation ayant lieu autour de la trentaine, les unes et les autres savent qu'à cause de la fameuse horloge biologique et qui plus est de ces difficultés rencontrées par ces patientes, justement, les jours sont comptés. Je vois au quotidien des gynécologues qui tentent de rendre les étapes disons « plus naturelles », mais force est de constater que les femmes sont de plus en plus pressées, exigeant de passer directement aux traitements in vitro, promesse de bons résultats.

La conception ainsi inscrite à leur agenda se fond dans la masse des rendez-vous à prendre. Les journées sont rythmées par les visites médicales et l'accompagnement psychologique. On stimule le corps avec des hormones synthétiques pour qu'il « réponde » et fabrique de beaux ovocytes. On travaille sur le mental pour qu'il supporte la difficulté. Le désir d'enfant se trouve alors emprisonné, étouffé entre le quotidien et la PMA. « *Le désir ? Quel désir ?* s'étonne Agathe, *Ah !... mais, bien sûr que je le désire, cet enfant, c'est juste que... entre l'impossibilité de le faire naturellement et les blocages dus aux examens que l'on m'inflige, je me sens coincée ! Vous comprenez ? C-o-i-n-c-é-e !* » Et elle fond en larmes.

Alors, de quoi parle-t-on ? De l'absence de désir ? Du désir inconscient ? On ne peut pas accuser Agathe de ne pas désirer son enfant. Il serait certainement plus judicieux de ne plus parler de la présence ou non du désir que les femmes ressentent, mais plutôt de la façon dont il s'est forgé en elles selon les expériences de vie.

Arrêtons-nous un instant sur le fait de *décider* d'avoir un enfant. Dans le dictionnaire, l'acte de *décider de quelque chose* correspond à celui de « disposer en maître par son action ». Au sens strict, cela voudrait dire qu'une femme qui décide de *stériliser* son corps avec la pilule ou de *cesser de le stériliser* pour faire un enfant exerce une sorte de domination sur celui-ci. Cependant, nous voyons au quotidien que le corps féminin n'est pas toujours aussi facile à dompter. Des cas de grossesses qui « ont pris sous pilule », c'est-à-dire lorsqu'une femme est tombée enceinte tout en prenant la contraception orale, prouvent que celle-ci est une tentative de régulation du corps totalement artificielle. Si ce corps ne peut pas s'exprimer naturellement, si toutes ses réactions naturelles se trouvent refoulées par un agent chimique, il est normal que, à l'inverse, chez les femmes souhaitant tomber enceintes après l'arrêt de la pilule, il lui soit difficile d'ovuler à nouveau. Les médecins disent souvent aux femmes : « *Laissez votre corps revenir à son état naturel.* » Cela veut dire que, sous pilule, l'organisme n'est pas en état naturel ! Le temps du retour peut durer quelques semaines, parfois de nombreux mois ou plusieurs années ; d'autres fois, ce retour n'arrive jamais.

Les grossesses « accidents » démontrent à quel point il est insensé d'assimiler le désir d'enfant à un projet de vie encadré et nourri par le contrôle. Il est illusoire de croire que le corps peut toujours se synchroniser avec l'esprit.

Comme il est illusoire de croire que le désir d'enfant est uniquement la résultante d'une relation amoureuse. Si le rôle de l'amour dans la conception est important, le désir, lui, appelle aussi autre chose. C'est la nature des rapports que nous entretenons avec l'idée de la vie en général. Il semble que le désir d'enfant soit une grande énigme, un système comportemental inconscient extrêmement complexe qui découle de nos parcours personnels. Sa structuration commence déjà au moment de notre propre conception, et, en cela, il renvoie au désir que nos parents avaient de nous. Il faut comprendre le désir de nos géniteurs afin de comprendre le nôtre. Dans l'article « Le Désir d'enfant[21] », le psychiatre et psychanalyste Aldo Naouri écrit que le désir d'enfant est un phénomène « *toujours associé aux relations que chacun entretient avec la vie et avec la mort* » et qu'il est « *la seule façon dont dispose l'humain pour faire échec à la mort* ».

Bien sûr, les femmes en mal d'enfant ne peuvent pas se remettre en question durant des années, elles n'en ont pas le temps. À la question concernant le désir d'enfant, elles répondent simplement : « *Il me faut cet enfant, j'en ai besoin.* » Lorsqu'elles sont suivies en PMA, ce désir subit déjà bien des expériences douloureuses, alors le remettre en question, c'est une pure folie. Quand bien même cette question est légitime et parfois nécessaire, abordée par l'entourage, elle est pour ces femmes d'une source d'une colère et d'un sentiment d'injustice. Pourquoi leur demander si elles veulent vraiment cet enfant au bout d'un parcours acharné de plusieurs années ? On ne pose pas cette question aux femmes qui conçoivent naturellement.

21. L'article peut être consulté à cette adresse : aldonaouri.com/textes/Bron.pdf

5

De l'énergie *de la* CONCEPTION *à celle de la* fécondité

La vie de l'embryon vue de l'intérieur

Reprenons l'idée de Claude Imbert[22] et mettons-nous à la place de l'embryon.

La vie fœtale est relativement longue. La mère qui nous porte vit sa vie de femme, où se bousculent, à chaque instant, pensées et émotions. Joies, peurs, plaisirs, colères et toute la gamme des sentiments se succèdent au cours de sa grossesse. Neuf mois pendant lesquels nous ne pouvons réagir. Pourtant, le bébé que nous sommes doit bien *se débrouiller* pour se développer et grandir. Nous pouvons dire trivialement que, à chaque stade de son développement, il fait comme il peut. Et ce, dès le départ de l'aventure. Cette part de nous qu'est déjà le spermatozoïde a d'abord *pris la décision* de se lancer dans une course effrénée et a dû trouver l'ovule. Le *duo constitué* a dû ensuite *choisir* sa place dans l'endomètre. Quant à la nidation, justement, admettons que le choix du nid dans la matrice ne doit rien au hasard, sinon, comment expliquer les grossesses

22. IMBERT Claude, *L'avenir se joue avant la naissance : La Thérapie de la vie intra-utérine*, 2007.

extra-utérines à répétition (en dehors de celles dues aux problèmes médicaux identifiés) chez certaines femmes ? Après l'installation, il a fallu que l'embryon soit compatible avec la matrice. Ensuite, il a dû « composer » avec tout ce que sa mère vivait : ses émotions, ses ressentis, son alimentation, ses mouvements, sa respiration. Enfin, devenu capable d'autonomie, il a dû sortir pour affronter sa nouvelle vie à l'extérieur du ventre maternel, dans un environnement nouveau.

Chacune des étapes de l'évolution embryonnaire, puis fœtale, a son importance. Chaque palier de la croissance du bébé s'accompagne de vécus différents.

La cavité utérine dans laquelle il loge est une véritable station spatio-énergétique au sein de laquelle se forme la future femme. C'est là que le fœtus « commence la programmation » de la façon dont sa future fertilité va se construire.

Le bagage énergétique et les choix de vie

Bien loin de la grossesse « projet » et de son approche scientifique, dans les philosophies orientales, les neuf mois de la gestation possèdent une signification toute différente : l'apparition d'une énergie nouvelle dans le corps. Cette notion a été joliment décrite par Michel Odoul[23] dans son livre *Dis-moi où tu as mal et je te dirai pourquoi.*

Pour les taoïstes, comme il l'affirme, la gestation et la naissance marquent un temps particulier. L'existence de chacun est partagée entre deux époques. La première est celle qui précède la naissance, la seconde est la vie postnatale. Chacune de ces époques est habitée par une énergie vibratoire qui structure notre vie. L'énergie anténatale, celle d'avant notre naissance, est considérée comme notre énergie personnelle. Elle est responsable de notre conscience individuelle, qui fait partie du monde présent dans nos souvenirs. Chaque être humain construit son parcours en étant guidé par

23. ODOUL Michel, *Dis-moi où tu as mal et je te dirais pourquoi : Les cris du corps sont des messages de l'âme*, Éditions Albin Michel, 2002.

elle, comme par un gardien intérieur doté d'une mémoire des expériences vécues avant la naissance. Si, pour les Orientaux, l'existence de la conscience individuelle explique l'apparition de certaines maladies, selon moi, elle est aussi à l'origine de nos choix de vie. La conception d'un enfant est l'un de ces choix. Qu'elle soit le fruit d'un acte sexuel ou d'une fécondation in vitro, qu'elle soit réalisée en pleine conscience ou pas, elle est à la fois le résultat de toutes nos expériences passées et la source de celles à venir. Pour cette raison, dans ce livre, il m'arrive de parler des embryons et des fœtus qui *font des choix*, des inconscients qui *prennent des décisions.*

Chaque expérience émotionnelle vécue par les parents est transmise à l'enfant. Si le cerveau embryonnaire n'est pas encore suffisamment développé pour la mémoriser au sens strict, les cellules, elles, impriment tout le vécu à son état premier. Ainsi, à la naissance, c'est une sorte de bagage que nous portons en « héritage », avec lequel nous devrons composer jusqu'à la mort. Naturellement, afin de pouvoir vivre avec ce bagage, nous devons le considérer comme faisant partie de nous, l'adopter, en quelque sorte. Pour ce faire, notre cerveau et notre corps doivent impérativement en faire une interprétation personnelle. Et c'est là toute la difficulté ! Car, à l'état d'embryon, nous ne savons pas encore penser ! Nos capteurs sensitifs sont en plein développement, mais notre cerveau n'a pas encore atteint son potentiel. En l'absence de capacité d'analyse, c'est notre inconscient qui se charge de ces interprétations. En s'appuyant sur les sensations et leurs souvenirs, il en fabrique en effet une sorte de traduction individuelle qui nous permet de nous les approprier. À partir de ce moment-là, nous nous identifions à toutes les croyances et à toutes les émotions vécues par nos géniteurs et interprétées à notre façon.

On peut dire que l'acte de conception dont nous sommes issus est la rencontre de deux consciences qui elles-mêmes ont fait la traduction des expériences de deux autres consciences. Au moment de la procréation, nos deux géniteurs vivaient un moment dont la nature émotionnelle et énergétique fut le fondement de notre vie. Mieux, il fut le moment de nos premiers choix de vie. C'est à ce moment-là, pour reprendre cette idée des croyances et interprétations embryonnaires du docteur Claude Imbert, que nous avons déjà, inconsciemment bien sûr, vécu nos premières émotions, et forgé nos premières croyances qui, par exemple, nous ont *programmés* pour gérer les difficultés de la vie de telle ou telle manière. C'est à ce moment-là que nous nous sommes *programmés* pour l'anxiété ou à l'optimisme. Enfin, c'est à cet instant-là que nous avons pu forger nos premières croyances positives ou négatives au sujet de la maternité. Évidemment, ce n'est pas si simple que cela. Il s'agit là des programmations inconscientes n'ayant pas grand-chose en commun avec celles conçues par le mental mais toujours en référence au vécu parental. De plus, ces premières croyances se sont combinées avec d'autres, résultat elles-mêmes de notre vécu personnel sur terre. La somme de tout cela a donné « ce que nous nous racontons » au sujet de notre capacité à être mère. La fertilité est quelque chose de très énigmatique. Elle est dépendante d'une multitude de facteurs biologiques et psychologiques qui s'inscrivent en nous depuis l'acte créateur dont nous sommes le fruit et bien avant encore. Nul besoin d'une psychanalyse pour se rendre compte que quelque chose cloche si un enfant attendu ne veut pas pointer le bout de son nez. Nous pouvons en toute conscience désirer cet enfant et rester bloquées des années durant. Comme si quelqu'un à l'intérieur de nous-mêmes avait pris la décision que cela ne se produirait pas. Comme si la décision prise par la femme adulte restait entravée par celle de la petite fille-fœtus qu'elle a été.

À partir de ma propre expérience de l'infertilité, j'ai pu observer comment, au fil du temps, elle s'installait insidieusement dans le corps. J'ai également pu constater aussi bien chez moi que chez certaines de mes clientes, une fertilité dite « bonne et normale » qui sans raison apparente se transformait en un blocage psychologique, avec pour conséquences des fausses couches à répétition. Mais qui dit sans raison apparente, ne dit pas sans raison. Il s'agit d'une incapacité qui naît avec nos vies, et s'installe avec le temps en chamboulant notre corps au moment où nous décidons de fonder une famille. Je pense qu'à l'origine toute petite fille est conçue pour être fertile. La fécondité est la nature même de toutes les femmes. Ce que l'on appelle « l'infertilité » est en somme une information sur notre rapport à la vie, à la maternité et à la féminité. C'est un bouleversement intérieur, biologique et psychique. Une sorte de déséquilibre énergétique ayant un objectif bien précis : nous protéger de quelque souffrance du passé. C'est, ni plus ni moins, une interprétation personnelle des moments douloureux vécus encore *in utero*. Ne dit-on pas souvent que la maladie nous permet de nous rendre compte des conflits psychiques qui nous habitent ? Ne dit-on pas qu'elle nous sauve parfois de catastrophes émotionnelles ? Pour beaucoup de gens, la maladie a un sens et permet de changer de vie. S'il existait une intention positive de l'infertilité, ce serait peut-être celle-ci : nous permettre de revoir notre rapport conflictuel à la femme que nous sommes.

Une histoire d'ondes

L'histoire de l'énergie est passionnante. Elle me fascine, me poursuit depuis que j'ai commencé à analyser mon infertilité. Parce que dès le début de mes réflexions, j'ai su que mes « accidents » de grossesse, mes fausses couches, n'étaient pas dus au hasard. Je ne suis pas scientifique et ne peux l'expliquer autrement qu'en constatant que, dans la vie de tous les jours, certaines personnes sentent une bonne ou une mauvaise énergie émanant d'une personne ou d'une situation. Ce sont ces ressentis qui sont à l'origine de notre bien-être ou de notre mal-être suivant les gens ou les situations que nous rencontrons. Pourtant, tout ce qui existe sur terre, objets comme êtres vivants, est fait d'une même énergie exprimée sous différentes formes. Chez l'humain, cette énergie peut se « décharger » grâce aux émotions. Et c'est grâce à elles que nous pouvons percevoir l'énergie positive ou négative qui habite une personne. L'émotions serait la conséquence d'une pensée et la sensation, une expression « biologique » d'un état énergétique. Elle contient des ondes qui se transmettent, se propagent et en génèrent d'autres, semblables. J'utilise souvent en séance de sophrologie cette image : un lac calme et lisse comme un miroir qui reçoit des gouttes de pluie. Chaque goutte de pluie forme des petits cercles, puis des plus larges et plus larges encore. Si une goutte supplémentaire tombe sur un cercle déjà formé, elle dessine autour d'elle de nouveaux cercles, et ainsi de suite. Lorsque la pluie cesse, les cercles s'effacent progressivement jusqu'à ramener la surface à son état premier, un miroir. Ainsi se transmet l'énergie.

N'entend-on pas souvent dans notre vie quotidienne « *il ou elle dégage une bonne ou une mauvaise énergie* », au sujet des personnes qui nous entourent ? Il est si fréquent de parler des bonnes ou mauvaises ondes qui règnent dans un lieu.

Sur ce point, le travail de la psychiatre américaine Judith Orloff est intéressant. Dans son ouvrage *La Liberté émotionnelle*[24], elle parle de toutes ces choses que nous pouvons observer au quotidien. De ces nombreuses personnes qui « marchent à l'instinct » et prennent de grandes décisions en fonction de leurs ressentis énergétiques. De ces nombreux chefs d'entreprise qui consultent des gourous énergétiques afin de rééquilibrer leur énergie et de la transmettre à leurs salariés.

Il s'agit de cette énergie subtile qu'on appelle « chi » en médecine chinoise, considérée comme une force de vie. Cette énergie qui, selon Régis Dutheil, n'est pas visible, bien sûr, mais est perceptible par nos sens. Malheureusement, nous ne disposons pas encore d'explication au sujet de sa nature physique, ni sur sa structure moléculaire. Nous disposons tout de même de découvertes passionnantes. Dans *La Médecine superlumineuse*, Régis Dutheil décrit les travaux de Semyon Kirlian, un électricien russe

24. ORLOFF Judith, *Accédez à la liberté émotionnelle : libérez-vous des émotions négatives et transformez votre vie*, Éditions Leducs, 2021.

qui, au début du XXe siècle, a mis au point ce que l'on appelle « l'électrophotographie ». Il s'agit d'un processus permettant de créer une sorte d'impression de l'image du vivant en mettant en évidence la présence d'une structure lumineuse qui les entoure. Ces expériences ont permis de comprendre que le corps humain est entouré par une enveloppe électrique. Des chercheurs de l'hôpital la Salpêtrière à Paris ont, quant à eux, découvert que les deux réunis, le corps physique et son enveloppe électrique, formaient un système dont l'action repose sur la circulation d'information entre cellules. Lorsque la maladie ou un dysfonctionnement organique apparaît, on parle d'un défaut de l'information. Les problèmes de fertilité n'échappent peut-être pas à cette règle.

Mais qui ou qu'est-ce qui influence l'organisation d'une telle communication entre les agents d'un corps humain ? Les différents facteurs chimiques, bien sûr, mais aussi tous les événements de la vie que la personne traverse et dont les émotions sont l'expression directe.

Les émotions influencent le fonctionnement de nos organes, c'est un phénomène connu. On sait désormais leur influence sur les intestins, le système musculaire et squelettique ou la mémoire. De cette même manière, elles conditionnent notre énergie personnelle, qui ne sera pas la même selon que nous recevons une bonne ou une mauvaise nouvelle, selon que nous nous réveillons après avoir fait de beaux rêves ou une nuit de cauchemars.

Nous entendons souvent les gens dire « *la vie n'est pas linéaire* » lorsqu'ils ne trouvent pas d'explication logique à certains événements de sa vie. Si cette petite phrase introduite dans toutes nos conversations paraît triviale, elle a cependant du sens. Selon les lois énergétiques de la médecine chinoise, la circulation de l'énergie vitale est totalement reliée à notre existence physique, psychologique et spirituelle. Les fameux méridiens de notre corps, dont la fonction est décrite de manière simple et limpide par Michel Odoul dans son ouvrage, transportent notre énergie tout au long de la journée et de la nuit en reliant le corps et l'esprit. Cette circulation traduit le mouvement, le changement, la cassure et le renouvellement permanents. Judith Orloff qui se livre à une analyse des émotions en est persuadée : une émotion comme la colère peut paraître inutile.

Toutefois, à bonne dose, elle est saine, car elle permet de générer apaisement, courage et force. Elle se transforme en d'autres émotions avec d'autres ondes : l'espoir, l'acceptation, la compassion. De même que la peur, la honte et la jalousie peuvent être à l'origine de la tristesse et de la dépression. Toutes les émotions sont tout sauf linéaires : elles se transforment continuellement à l'intérieur de notre corps avec, comme base, leur énergie. Ces transformations sont répétitives et continuelles, elles conditionnent le fonctionnement biologique de notre corps.

Mais ce qui nous intéresse surtout, c'est le fait que les ondes énergétiques de nos émotions traversent notre peau pour atteindre la personne qui se trouve près de nous, jusqu'à une distance de plusieurs mètres. Il n'est pas indispensable de se plonger dans la littérature scientifique pour comprendre que la présence d'une personne coléreuse ou particulièrement négative ne nous est pas agréable ; pire, elle éveille en nous des ressentis et comportements négatifs. Et la difficulté, constate Judith Orloff, repose justement sur le fait que son énergie négative a beaucoup plus de puissance que sa jumelle positive. À chaque fois que nous nous trouvons face à une personne portant les mêmes couleurs de vêtements ou sentant le même parfum que la personne qui nous a nui, les mauvaises émotions vécues alors réapparaissent. Pourquoi ?

Selon la psychiatre américaine, l'énergie négative a tendance à être très prenante, lourde et bruyante. Contrairement à l'énergie positive, elle se capte très facilement. Elle est plus intense.

Que dire alors d'un être qui est à l'intérieur de nous ? Comment ne transmettrions-nous pas notre énergie à l'enfant que nous portons ? Comment ne pas admettre l'échange d'énergie entre un spermatozoïde et un ovule qui ne forment qu'un ?

Si, lors d'une conception, deux gamètes se joignent, leurs deux enveloppes électriques s'unissent également. En conséquence, elles font communiquer à travers leurs courants électriques les informations que ces gamètes comportent. De plus, les découvertes du chercheur américain Harold Saxton Burr, décrites dans *La Médecine superlumineuse*, ont montré que tout organisme vivant est doté d'un champ électrique qui varie au cours du temps. Ce « champ vital », comme il l'appelle, dépendrait des composants physico-chimiques des cellules. En outre, il existerait non seulement depuis le moment de la fécondation, mais depuis la naissance même de l'ovule, et il serait modifiable par les facteurs intérieurs et extérieurs au corps. Cela m'amène à dire que les états émotionnels de la future maman seraient l'un de ces facteurs et pourraient influencer le potentiel des ovocytes à être fécondés et celui des embryons à évoluer. De même, à la longue, ils influenceraient sa fertilité. Nous voyons que c'est donc l'union des deux patrimoines énergétiques qui est à l'origine du type émotionnel de l'enfant à naître. Ces énergies cohabitent dans le ventre maternel et préjugent de l'évolution de la grossesse.

Ces dernières années, on a consacré beaucoup de place au bien-être de la femme enceinte. Diverses découvertes ayant permis de comprendre les mécanismes des échanges entre la mère et le fœtus sont pour une bonne part à l'origine de ces attentions. Grâce à elles, nous savons, entre autres, qu'un bébé *in utero* vit littéralement la même chose que sa mère.

De nombreuses études menées chez les futures mamans ont montré que, dans le cas de la dépression ou d'un très grand stress (panique, peur face à des événements tragiques) chez la femme enceinte,

des changements chimiques ont lieu dans le cerveau et le corps du fœtus.
Je me souviens des résultats d'une étude portant sur le niveau de l'hormone du stress, le cortisol, chez les fœtus des mères ayant vécu des attentats. Eh bien, il était aussi élevé chez les bébés que chez leurs mères, même après l'accouchement. Des études menées aux États-Unis par la professeure en psychiatrie Suzanne King ont révélé que le stress subjectif et une grande anxiété chez la mère dès le début de la grossesse sont associés à un taux élevé de cortisol et à un risque accru de l'état dépressif chez l'enfant.

Dans sa thèse de doctorat en médecine[25], la psychiatre et pédopsychiatre spécialisée dans la périnatalité Maud Perreau observe : « *Dès le stade intra-utérin, lors de la surveillance échographique, les fœtus des mères déprimées ont tendance à bouger moins que la normale dans le sommeil actif. Lors du test de stimulation vibroacoustique, qui normalement entraîne une accélération du cœur fœtal, les résultats chez les bébés de mères déprimées sont retardés et leur réponse plus faible.* » Dans cette même thèse, la psychiatre

25. PERREAU Maud, *La Dépression pendant la grossesse : Enjeux diagnostiques et thérapeutiques actuels* (thèse de doctorat), 2007.

affirme que la modification de l'axe hypothalamo-hypophysaire du cerveau, l'une des caractéristiques biologiques de la dépression, est également présente chez les enfants des mères dépressives, et ce aussi bien *in utero* qu'aux premiers jours de vie après la naissance.
Peut-on en conclure que les bébés naissent avec la dépression de leurs parents ? En tout cas, ils présenteraient les symptômes physiques et biologiques de la dépression de leur mère : la baisse de la sérotonine et le ralentissement moteur.

Comme la dépression, chaque état émotionnel se caractérise par sa biologie[26]. Et, visiblement, cette dernière laisse des traces dans le corps de l'embryon. Mais par quel biais cette transmission s'effectue-t-elle ?

La neurobiologiste américaine Candace Beebe Pert, en fait état dans son ouvrage *Molecules of Emotion*[27]. Elle soutient notamment que toutes les cellules de notre corps (cent billions, environ) ont la capacité de stocker des souvenirs et des émotions sous

26. ORLOFF Judith, *Liberté émotionnelle*, Ariane Éditions, 2009.
27. PERT Candace, *Molecules of Emotion: The Science Behind Mind-Body Medicine*, Scribner, 1999.

forme d'acides aminés entrant dans la composition des « neuropeptides », dès les premiers instants de la vie. L'auteure en parle comme des « molécules de l'émotion », qui migrent dans notre corps et s'attachent aux récepteurs de ses différentes parties. Judith Orloff fait d'ailleurs référence aux travaux de Candace Beebe Pert dans son ouvrage sur la liberté émotionnelle.

D'un autre côté, les premières perceptions fœtales enregistrées par un cerveau en formation s'observent dès la douzième semaine de grossesse. Des scientifiques affirment qu'à ce stade le fœtus possède déjà des capacités mnésiques de dix minutes à vingt-quatre heures.

Et si la mémoire n'était pas qu'une affaire du cerveau ? Et si les capteurs de sensations enregistraient des souvenirs bien avant les douze premières semaines ? Si la capacité de la mémoire du cerveau du fœtus est de dix minutes, quelle est la capacité de mémoire de son corps ? On peut penser à la philosophie taoïste et à ses souvenirs ancestraux qui vivent en nous depuis des époques précédant notre conception. C'est une mémoire du corps qui anime un embryon avant même que le cerveau ne se développe. Cette mémoire qui nous vient de nos ancêtres trouve une interprétation dans notre corps et dans notre esprit. Ensuite, nous vivons nos propres expériences que nous enregistrons dans nos tissus. Ce sont les deux mémoires rassemblées qui conditionnent notre énergie de la conception. Je suis sûre que dans les années à venir les chercheurs vont découvrir de plus en plus de phénomènes qui confirment ces observations.

Et je l'espère, car, si notre corps enregistre le négatif, il peut également enregistrer le positif. Nous avons la possibilité de graver les sensations agréables dans nos tissus et de reprogrammer notre organisme dans ce sens. Dans le jargon thérapeutique, nous appelons ce processus « la renaissance ». C'est dans l'idée du « nouvel encodage » que se trouve le côté révolutionnaire du travail sur les mémoires corporelles, car il permet, entre autres, de transformer l'énergie grâce à une relecture différente des souvenirs, ainsi que sa reprogrammation positive ou, en tout cas, plus juste pour la personne. C'est exactement la même opération que celle du nettoyage d'un disque dur. Si toutes les données nocives sont effacées, il est possible de créer de la place pour d'autres, utiles au bon fonctionnement de l'ordinateur.

Les thérapies des mémoires corporelles (ostéopathie, sophro-analyse, certaines formes d'hypnose, des techniques de respiration...) libèrent des souvenirs très anciens. En outre, je trouve l'idée d'associer ces thérapies aux divers soins corporels très intéressante, car ces thérapies permettent de libérer littéralement les tissus corporels de leurs tensions. L'épreuve de la procréation, celles de la grossesse et de la naissance, ont un pouvoir traumatique sans précédent. Pourquoi ne pas s'offrir le plus beau cadeau, la liberté émotionnelle, pour concevoir son enfant ?

Rien que les sons

L'échange énergétique d'un acte de conception commence par les sons. Deux personnes qui font l'amour émettent déjà les sons de la voix, de la respiration, des mouvements de leurs corps. Les sons issus de leurs émotions concernant l'enfant possible sont une première source d'énergie vibratoire pour l'embryon. La première cellule qui vient du père est déjà imprégnée d'une force énergétique des sons caractéristiques de son corps. Il en est de même pour l'ovule de la mère, dont les sons de la voix et du corps sont porteurs d'ondes de ses émotions. Le médecin japonais Masaru Emoto, qui a mené des études sur l'influence de l'énergie émotionnelle sur nos cellules, a constaté, par exemple, que les mots peuvent être porteurs de différentes énergies. Selon lui, peu importe à qui les paroles sont adressées, à soi-même ou à l'autre, elles transmettent une énergie positive ou négative immédiate. En effet, la parole demande l'utilisation de la voix, et la voix est une vibration qui peut prendre différents tons. Les paroles négatives sont prononcées avec un ton dur. En revanche, les mots positifs sont prononcés plutôt doucement. C'est comme la musique que l'on écoute : un propos n'est rien d'autre qu'une mélodie traduisant un état d'âme, comme le dit Judith Orloff.

Si les embryons reçoivent l'énergie des vibrations sonores à l'état primaire, les bébés *in utero* ont une vraie capacité à entendre. Il est désormais prouvé que la musique classique, par exemple, les calme. Grâce à l'haptonomie[28], on peut d'ailleurs entrer en contact avec son bébé via les différents sons. Ainsi, un fœtus,

28. « Haptonomie » signifie littéralement « toucher affectif ». C'est une technique du toucher et de contacts adressés à l'autre afin d'établir une relation. Elle est utilisée pendant la grossesse pour développer le lien entre les parents et le bébé.

capable de capter les paroles de sa mère, partage les émotions de celle-ci. Le « drame » des bébés *in utero* est que, en présence des émotions négatives, malgré leurs perceptions, ils ne sont pas encore capables d'élaborer une pensée, une réflexion qui pourrait les en libérer. C'est pourquoi l'énergie émotionnelle reste gravée dans leurs cellules à l'état brut. Plus tard, dans leur vie d'adulte, ils la ressentent, l'interprètent et s'en servent pour faire les choix de leur vie. À ce propos, je conseille à toutes les futures mamans vivant des conceptions ou des grossesses difficiles d'expliquer à leur embryon ou à leur fœtus, avec une voix douce, que tout ce qu'elles vivent leur appartient et que lui n'a aucune responsabilité dans leur expérience douloureuse. Ces paroles auront une portée libératoire pour l'adulte qu'il sera. Sur le sujet de la vie intra-utérine, c'est ce point qui mérite, selon moi, une attention particulière : comment est transformée dans notre vie d'adulte l'énergie avec laquelle nous avons été conçus ? Comment l'utilisons-nous dans la conception de nos enfants ?

Comme chez l'adulte chez qui la mauvaise énergie se dépose en forme de douleurs et tensions, l'énergie négative reçue par le bébé *in utero* pourrait « prendre place » quelque part dans ses organes. Le résultat de ce « dépôt » sera la douleur, la maladie fonctionnelle ou organique, la tendance à un état émotionnel négatif, le blocage de la fertilité y compris. Je lance donc un appel aux futures mamans : si vos géniteurs n'ont pas pu réaliser le travail de « nettoyage » nécessaire pour vous libérer de leurs problématiques, vous pouvez le faire pour concevoir vos enfants dans de meilleures conditions. Car, à cette étape prénatale, dans le cas de l'infertilité, notamment, il incombe à la maman d'identifier ses états émotionnels, afin de « se débarrasser à temps » de tout ressenti dévastateur. Si, avant ou pendant la grossesse, elle ne le fait pas, les cellules atteintes du bébé risquent de se figer dans un état de « souffrance » pour de longues années. C'est ainsi que se forment des peurs, des problèmes d'estime de soi, des sensations de manque, de perte, de mort, que nous sentons avoir toujours eus en nous. Elles font toutes partie des douleurs psychosomatiques qui altèrent la fécondité.

Comment se mémorise une émotion ?

Nous avons dit plus haut que les expériences vécues dans nos vies se superposent à nos souvenirs ancestraux, et que c'est l'ensemble des deux couches mémorielles qui crée notre énergie. Chaque jour est porteur d'événements enregistrés par notre conscient. En associant ces événements avec nos souvenirs inconscients, nous développons nos réactions émotionnelles. C'est ainsi que notre corps (lieu des souvenirs inconscients lointains) relié au cerveau (lieu des souvenirs conscients) nous informe de nos peurs, de nos angoisses, de nos colères et de nos dépressions. Dans son livre à succès paru il y a quelques années, *L'Intelligence émotionnelle*, Daniel Goleman[29] explique la mémoire émotionnelle. Il y avance notamment que les signaux envoyés par l'amygdale, partie du cerveau responsable de la mémorisation des « saveurs émotionnelles », à l'hippocampe, partie responsable des souvenirs « bruts », sont parfois décalés par rapport à notre rythme de

29. GOLEMAN Daniel, *L'Intelligence émotionnelle : Analyser et contrôler ses sentiments et ses émotions et ceux des autres*, J'ai Lu Éditions, 2014.

vie. L'amygdale étudie les expériences vécues au présent pour les comparer aux expériences passées et les associe. Tout le problème repose sur le fait que cette association a souvent lieu avant que nous n'ayons le temps d'analyser la situation. L'amygdale nous ordonne d'agir en fonction des émotions et des ressentis semblables à ceux que nous avons vécus dans le passé mais qui, objectivement, ne sont pas du tout les mêmes que ceux que nous vivons au présent. Aux expériences du passé j'associe évidemment le vécu fœtal.

La conception et l'énergie paternelle

La formation d'un embryon commence par l'arrivée dans l'utérus de la cellule paternelle. Sorti des testicules, donc d'un environnement extérieur au corps maternel, on peut dire que le spermatozoïde a déjà effectué un premier exploit. Mais la psychologue Myriam Brousse[30] demanderait de quelle nature était son énergie.

30. BROUSSE Myriam, *Votre corps a une mémoire : Remonter les souvenirs profonds que votre corps a oublié*, Marabout, 2019.

Notre mental n'en sait rien. Et pourtant, par quelque transmission inconsciente, notre corps a enregistré les « états d'âme » de notre géniteur. La part de l'énergie paternelle dans la conception a un impact sur l'énergie de l'enfant. Elle « structure » chaque embryon dès les premiers instants de vie. Une femme porte en elle les marques émotionnelles de son père. De ses projections naissent ensuite des comportements conscients et inconscients déterminant ses choix de vie en lien avec sa future maternité. En découle évidemment l'image inconsciente qu'elle crée du futur enfant ainsi que sa place à elle en tant que femme et en tant que mère.

Le thème de la place du père a été évoqué par des psychologues et des psychanalystes. Il me paraît primordial. Quels étaient les états internes de notre père biologique au moment de notre conception ? Quelles étaient ses émotions, ses projections alors ? D'ailleurs, était-il bien à sa place de père avec la bonne personne pour mère à cet instant-là ? On dit souvent que la vie est bien faite puisque bon nombre de grossesses « mal placées » se soldent par une fausse couche. Cela me fait penser à toutes celles arrivées via la procréation médicalement assistée parce qu'elles sont nombreuses. On dit que le début de grossesse est plus fragile après une fécondation in vitro. Mais a-t-on pensé aux événements de vie qui la précédaient ? A-t-on pris la peine de s'interroger sur l'environnement mental et émotionnel des parents ? Cette question mérite d'être abordée dans tous les cas d'infertilité.

L'histoire de Vanda

Une femme de 39 ans nommée Vanda que j'ai reçue en thérapie me racontait que depuis une vingtaine d'années elle rêvait systématiquement d'un gros insecte avec lequel elle était enfermée dans une cage en bois en plein milieu de l'océan. À chaque fois, elle se débattait, tantôt pour déloger l'insecte de sa cage de peur qu'il ne la mange, tantôt pour blinder la cage avant que l'eau ne l'engloutisse. Elle disait être totalement horrifiée après chaque nuit passée avec ce cauchemar. Par ailleurs, elle était dans un parcours de PMA à cause d'une infertilité inexpliquée. Dans son métier de banquière, tout était bien ordonné, elle occupait un poste au siège d'une grande société. À la maison, elle s'occupait de son frère handicapé vivant avec elle et son compagnon. Il n'y avait rien de particulier à signaler si ce n'est que Vanda avait vécu onze accidents de la route. Elle me disait qu'à chaque fois qu'elle conduisait une voiture elle redoutait un moment en particulier. Avancer vers un véhicule tout en sachant que ce mouvement allait finir par une collision. Les accidents qu'elle provoquait n'étaient pas d'une grande gravité, il n'y avait jamais eu de mort. Toutefois, elle avait toujours été blessée quelque part, et, comme elle disait, « *normalement [elle aurait] dû y passer* ». Concernant l'enfant, elle le désirait ardemment, mais toutes les FIV avaient donné des grossesses qui ont dû être médicalement interrompues[31]. La première fois, l'enfant était trisomique, la seconde il y avait eu une malformation, la troisième fois, la rupture de la poche contenant le bébé

31. On parle ici d'interruption médicale de grossesse (IMG).

avait obligé les médecins à intervenir. Ce qui est curieux, c'est que Vanda n'a jamais fait de fausse couche. Elle a fini par établir un lien entre ses grossesses, ses accidents et ses rêves. Elle a d'abord découvert que son père était un alcoolique en dépression lorsqu'il a rencontré sa mère. Lui-même était totalement inconscient de ce qu'il faisait lorsque Vanda fut conçue. Un jour, Vanda a crié en séance : « *Ne m'empoisonne pas ! Ne m'empoisonne pas !* » Elle croyait être un petit embryon que son père empoisonnait avec son sperme alcoolisé en entrant dans l'utérus de sa mère. Ainsi, elle a fini par croire qu'elle n'aurait pas dû vivre. Ou qu'elle était destinée à mourir précocement, en étant tuée dans un accident, empoisonnée par un insecte, engloutie par un monstre. Un jour, elle m'a dit : « *Comment aurais-je pu croire que mon enfant survive à mon ventre empoisonné, tous mes enfants mort-nés ont été empoisonnés.* »

Certaines futures mamans se demandent comment leur bébé réagit à la présence du papa dans leur cavité utérine. Souvent, elles n'ont plus aucune vie intime. C'est un éloignement entre la mère et le père, mais aussi entre l'enfant et son géniteur. Pourtant, c'est la communion de deux êtres conscients qui fait l'enfant. C'est la nature de la relation parentale d'avant, pendant et après l'acte qui détermine l'adulte que nous sommes.

L'histoire de Patricia

Patricia a fait des fausses couches à répétition, pour finalement tomber enceinte grâce à la FIV. Pourtant, ce n'était pas gagné. Avec son mari, elle a fait trois tentatives sans succès. À la quatrième, ils se sont dit : « *On essaie sans stresser, et si cela ne marche pas, nous vivrons sans enfant.* » Cela a marché. Sept mois plus tard, Patricia a mis au monde un petit Camille. Il était tout petit, prématuré de deux mois, il pesait 1,3 kilogramme.

Patricia a eu une grossesse difficile. Elle a été frappée par une maladie de la grossesse, la pré-éclampsie. C'est une maladie très complexe que j'ai moi-même vécue et dont on ne connaît pas toutes les données. Si ce n'est qu'il y a sept gènes qui pourraient être impliqués, et la communication entre le placenta et le bébé paraît déterminante. Un professeur spécialisé dans cette maladie m'expliquait un jour que la pré-éclampsie était une forme de conflit entre les tissus du placenta et la mère. Si on ose l'extension, il s'agit d'une forme de rejet, similaire à celui des *natural killers*, des informations génétiques paternelles puisque le placenta en contient. C'est une histoire fascinante, car, lorsque Patricia a consulté pour savoir si elle pouvait avoir un autre enfant, on lui a demandé si le papa serait le même. Elle en est restée bouche bée. Non pas parce qu'elle avait changé de mari, mais parce que sa vie sexuelle avec le père de Camille était alors inexistante. Finalement, elle a eu peur de tenter une nouvelle grossesse par FIV.

Il apparaît qu'un utérus habitué à un sperme a moins de risques de développer une pré-éclampsie[32]. Celui qui n'a plus l'habitude du même sperme depuis au moins quatre ans, même après une première grossesse réussie, encourt les mêmes risques qu'à la première grossesse.

La pré-éclampsie est donc un conflit de cellules. Elle est un dysfonctionnement de l'action des acides et d'autres substances pouvant provoquer la mort de l'enfant et celle de la mère. Elle est comme un miroir de la circulation des énergies pendant la conception. Elle semble être une preuve du fait qu'il faut bien plus qu'un rapprochement charnel pour créer un être humain libre de conflit. Qu'il n'y a pas qu'un embryon « physique » dans l'utérus de la mère, il y a aussi une véritable cohabitation énergétique en marche.

Dans notre société moderne, nous avons de plus en plus de mal à entrevoir l'importance de l'héritage paternel qui est en nous. Cela est criant dans l'univers de la PMA. Comme le constate le psychanalyste

32. Pré-éclampsie : maladie de la grossesse appelée aussi toxémie gravidique. causée par une malformation des vaisseaux sanguins du placenta qui provoque une souffrance chez le fœtus et une hypertension, des oœdèmeset des pertes de protéines chez la mère. La maladie peut conduire à une crise d'éclampsie se traduisant par des convulsions.

Didier Dumas[33] : « *Pour la biologie médicale, le père se réduit à une goutte de sperme, celle dont on a besoin pour fabriquer de bébés en éprouvette. Là-dessus, je suis en tout point d'accord avec Geneviève Delaisi de Parseval. En dehors de l'éjaculation, les médecins n'ont aucune représentation de ce à quoi peut bien servir le père. Ils appliquent à des mères humaines des techniques mises au point et couramment utilisées pour la reproduction animale, sans se rendre compte qu'une femelle humaine ne fait pas ses enfants comme une vache, et que le futur papa, doit, pour passer de l'état viril à l'état de père, porter lui aussi son enfant. Ce que vivent les hommes dans le passage de l'état d'homme à celui de père n'est jamais pris en compte dans notre culture. N'est pas davantage pris en compte le deuil d'enfant de l'homme dont la compagne a avorté contre son gré, ce que remarque fort justement Geneviève Delaisi de Parseval*[34]. » Pour le psychanalyste, « *l'homme et la femme transmettent tous deux autant le corps que l'esprit. L'enfant est autant le produit du sperme de son père que des pensées avec lesquelles sa mère a accueilli cette semence. (...) Ne pouvant le porter dans son ventre, n'ayant que la tête où pouvoir l'attendre, il est théoriquement mieux placé pour le concevoir comme*

33. CANNAULT Nina, *Comment paye-t-on les fautes de ses ancêtres ?*, Éditions Pocket, 2016.
34. *Ibid.*

le produit d'échanges et de transmissions mentales[35]. » Comme c'est le cas pour la mère, le deuil paternel d'un enfant disparu est primordial. S'il n'a pas été fait, la perte peut être la source de conflits intérieurs. C'est avec ces conflits non digérés devenus « fantômes » que ces pères transmettent à l'enfant suivant le poids de souvenirs dévastateurs. Et c'est ainsi que les filles de ces pères d'enfants morts avant elles héritent d'une énergie de la conception morbide.

L'histoire de Caroline

Ménopausée à 35 ans, Caroline souffre d'une stérilité secondaire. Elle n'a jamais fait de fausse couche, mais plusieurs tentatives de fécondation in vitro sans résultat. À 40 ans, son gynécologue n'a plus vu un seul ovocyte à l'échographie. Caroline n'a jamais eu de désir sexuel et elle ne sait pas ce qu'est

35. CANNAULT Nina, *Comment paye-t-on les fautes de ses ancêtres ?*, *op. cit.*, p. 142.

la jouissance. Elle a aimé des hommes, ça oui, mais elle n'a pas pu les retenir à cause de ses troubles sexuels. Aujourd'hui, elle est mariée pour la troisième fois, mais ce mari, comme les autres, ne la désire pas beaucoup. Concernant la paternité, il n'en ressent pas vraiment le désir. Caroline se sent très seule. Bien sûr, il l'accompagne au centre de procréation médicalement assistée, mais il reste le temps de donner son sperme et l'abandonne au bout d'une heure pour rejoindre ses activités quotidiennes. Elle a l'impression de faire cet enfant seule. Elle a l'impression que son corps ne lui appartient pas. Que ce n'est pas un corps de femme, mais une étrange machine dont on exige l'efficacité. Nous travaillons ensemble sur ses souvenirs de la petite enfance. C'est curieux, mais dans ses visualisations, elle est toujours en compagnie de son père et jamais avec sa mère. Dans ces scènes, elle est très heureuse, mais ne semble pas se reconnaître. Elle me dit qu'elle a des cheveux très courts coupés à la garçonne, alors qu'elle les a toujours eus très longs. Ce détail la trouble

de plus en plus. Allant un peu plus loin, jusque dans sa vie fœtale, elle découvre que son père n'aime pas le ventre de sa mère. Il ne la désire pas et ne la considère pas comme une femme. Elle « l'entend » copuler uniquement « parce qu'il faut faire un enfant ». Elle me dit que l'acte fut très court et nerveux.
Après un temps de pause dans la thérapie, Caroline revient me voir avec les informations suivantes au sujet de son père : il n'a jamais été à l'aise avec l'intimité. Faire l'amour, pour lui, était une nécessité pour se reproduire. De plus, il était un enfant humilié par son père, qui préférait son frère aîné, plus viril à son goût. Traité de fille, il vivait un véritable conflit intérieur. Son état émotionnel de la procréation était celui de survie, de vide, de manque d'identité masculine. En outre, Caroline a été conçue seulement quelques mois après la mort de son frère aîné alors âgé de 8 mois. Elle ne se souvient d'aucun moment de tendresse entre ses deux parents. Elle se souvient, à l'inverse, de moments de dispute à son

sujet. Son père reprochait à sa mère de l'avoir faite beaucoup trop tôt. Il considérait que Caroline ne pouvait pas remplacer son fils décédé. Le père de Caroline ne la désirait pas. Pire, sa présence le dérangeait, l'exaspérait. L'acte sexuel de sa conception fut celui d'une obligation. Le deuil non fait de son fils mort s'est transformé en un véritable fantôme pour Caroline. Lorsqu'elle se voit enfant avec son père, elle a les cheveux courts. Elle s'est totalement identifiée au petit garçon que son père aimait tant. En tant que garçon, elle ne pouvait pas avoir d'ovaires.

Le père de Caroline est décédé avant qu'elle n'analyse ses souvenirs cellulaires. Toutefois, elle a réussi à identifier les freins qui ont bloqué son appareil génital face au plaisir et à l'enfantement.

L'histoire de Marthe

Marthe est atteinte d'endométriose au stade IV. C'est le stade le plus avancé de cette maladie qui envahit les organes génitaux ainsi que ceux de l'abdomen. Fréquemment, les femmes atteintes d'endométriose ont recours à la procréation médicalement assistée en raison de la stérilité secondaire qu'elle entraîne. Au fil du temps, les ovaires recouverts par la muqueuse utérine qui se développe exagérément n'ont plus la capacité de fabriquer les ovocytes. Marthe, elle, a déjà traversé quatre tentatives de fécondation in vitro sans succès. Étant donné que c'est le nombre maximal de traitements remboursés en France, elle doit maintenant se tourner vers les centres de fécondation étrangers pour avoir une chance de porter son bébé. Au tout début de la maladie, ses ovaires fonctionnaient encore bien. Sa réserve ovarienne était très satisfaisante, d'après les médecins. Ils lui prédisaient d'ailleurs un beau bébé sans difficulté majeure au vu de son état de santé. Pourtant, curieusement, depuis son désir d'enfant bien conscient et mis en mots, l'endométriose semble progresser. Elle s'attaque maintenant à ses intestins et autres organes. Dès notre première séance, Marthe se voit comme un petit coquillage étouffé par « *des gros trucs noirs ressemblant à des algues marines* ». Elle n'a aucune idée de ce que ces images peuvent représenter. Je lui propose alors de se contenter d'observer ce qui se passe ensuite, sans donner une quelconque interprétation. La séance semble avoir son importance puisque, quelques jours après, Marthe revient me voir pour me faire part de ce qui s'en est suivi. Elle me confie que, depuis ces visualisations, elle a rêvé d'un grand nombre de petits bébés filles emmaillotées, les yeux fermés comme mortes et déposées par terre les unes contre les autres. Elle me dit l'avoir raconté à ses deux parents. Son père, très touché par ce rêve, s'est apparemment mis à parler d'une

« histoire ancienne ». Il lui a confié que lui-même avait eu trois sœurs mort-nées. Toutes les trois portaient le même prénom : Marthe. Lui-même « aurait dû » être une fille, tant attendue par sa mère, mais il l'avait « déçue » en naissant garçon. Afin de rendre sa mère heureuse, il lui avait promis d'engendrer une fille à son tour. Ce fut une réussite puisque Marthe était née.

Au fur et à mesure des séances, Marthe s'est mise à rechercher les véritables motivations de son père d'avoir des enfants. Elle a appris que sa grand-mère paternelle, née quelque part en Afrique, fut spectatrice d'atrocités exercées sur des femmes durant des conflits armés. Lors des nuits incendiaires, les combattants tuaient les femmes enceintes, sortaient les fœtus des ventres maternels et les pendaient avec les intestins de leurs mères. La grand-mère de Marthe n'a jamais réussi à mettre une fille vivante au monde. Son fils, lui, ne vivait que pour réparer les souffrances de sa mère. Les deuils de ses sœurs mort-nées qu'elle n'a jamais faits se sont transmis au corps du père de Marthe.

Né garçon, il s'est servi des organes masculins pour faire une fille. Il a mis sa masculinité au service de sa mère, comme pour réparer sa faute d'être un garçon. L'énergie avec laquelle il a créé Marthe fut celle de la culpabilité. Marthe l'a ressenti lors des rétrospections. De plus, elle se l'est fait confirmer par son père, qui a avoué n'avoir jamais bien vécu avec le poids de cette responsabilité. Aujourd'hui, c'est Marthe elle-même qui porte cette énergie en elle. Voici son interprétation des faits : « *Mon corps est un berceau dans lequel se sont cristallisées la culpabilité et l'angoisse de mettre au monde un enfant mort, un enfant femme qui risque de mourir. Ma muqueuse étouffe mes ovaires. Je porte le prénom de mes trois tantes décédées et crois que je ne me sens pas vraiment vivante. Et puisque je ne vis pas, je ne peux pas donner la vie.* » En effet, inconsciemment, Marthe a toujours cru que quelque chose allait l'empêcher d'être mère. Elle me dit avoir toujours eu un mauvais pressentiment quant à la maternité, et ce, depuis son adolescence. Aujourd'hui,

> elle comprend le sens de sa maladie. Elle l'associe à la triste et dramatique réalité vécue par sa grand-mère. Elle sait également que ce sont toutes ces réalités de son père et de sa grand-mère qui, sous forme d'énergie des deuils non faits, lui ont été transmises et ont été déposées dans ses cellules.

L'histoire de Marthe montre à quel point une femme peut se construire à partir du vécu de son père. On peut dire que son père est né avec un problème d'identité. Il utilise son corps masculin pour se racheter une existence auprès de sa mère. Marthe, elle, s'est construite selon le désir imaginaire paternel de l'enfant qu'elle devait être. Pour faire face au deuil non fait de ses trois tantes, son corps s'est interdit la reproduction. Elle considère d'ailleurs que sa muqueuse utérine l'a protégée du fait de mettre au monde des enfants mort-nés.

Nous voyons bien que chaque femme, chaque homme, se construit avec le souvenir de deux figures parentales. La réalité émotive des parents lors de la conception est l'une des composantes clefs du type émotionnel de l'enfant à naître. Dans la plupart des cas de stérilité, on ne retrouve pas d'antécédents familiaux d'ordre médical. C'est pourquoi, à côté des traitements classiques, la prise en charge psychosomatique est indispensable. À ce propos, je remarque que nombre de femmes ayant identifié des expériences négatives dans l'histoire de leur propre conception pouvant influencer leur fertilité cherchent à s'en libérer par leurs propres moyens. Par exemple, lorsqu'elles ont recours à la fécondation in vitro, elles se débrouillent pour choisir le moment propice de leur quotidien, le moment exempt de tout ressenti négatif qui pourrait constituer un rappel conscient ou inconscient du vécu parental douloureux en lien avec la grossesse. Cette attention va jusqu'à choisir le bon jour, le bon endroit, la bonne clinique.

Les cellules qui ont bonne mémoire

Que la grossesse soit spontanée ou issue d'une fécondation in vitro, elle évolue en fonction du fameux bagage énergétique reçu à la conception : biologie mais aussi charge émotionnelle. Ainsi, la plupart des femmes ont vécu au moins une fausse couche dans leur vie, beaucoup ont procédé à l'interruption volontaire de la grossesse. En médecine occidentale, les grossesses arrêtées spontanément sont expliquées par l'existence d'anomalies génétiques empêchant leur évolution. Par conséquent, les médecins ne s'y attardent pas, pour laisser place à de nouvelles tentatives de tomber enceinte. L'événement traumatique que la fausse couche représente mérite toutefois une analyse plus approfondie. D'abord parce que, quels que soient les fondements émotionnels de la grossesse, que l'enfant ait été désiré ou non, son arrêt spontané représente une rupture de vie à l'intérieur du corps maternel. De ce fait, la fausse couche constitue alors une perte dont la mère et le père doivent faire le deuil. Ensuite, parce que l'enfant ou les enfants qui succèdent à

l'enfant décédé doivent pouvoir être libres du poids de ce traumatisme dont ils occupent l'espace, tant au niveau cellulaire que psychologique.
Du point de vue énergétique, les grossesses qui s'achèvent prématurément représenteraient la volonté inconsciente du corps de la mère et de celui de l'embryon de ne pas continuer la route de la vie ensemble. On peut bien sûr s'étonner de savoir qu'un embryon « décide » de sa mort. Et pourtant, si l'on croit au principe de la mémoire du corps, tout phénomène de vie, tout comportement du corps, relève d'une hérédité biologique déjà inscrite dans nos tissus. Dans son ouvrage *La Mémoire de l'Univers*, Rupert Sheldrake[36] affirme, par exemple, que toute forme organique, tout atome, tout embryon, possèdent son propre champ organisateur doté d'une mémoire innée. Il appelle ces champs « les champs morphiques » et prétend qu'ils sont à l'origine de l'organisation de tout ce qui est vivant. Pour l'ancien scientifique, chacun de ces champs possède une mémoire. Et cette mémoire repose sur un principe d'auto-résonance avec son propre passé, ainsi que sur la résonance avec tous les systèmes

36. SHELDRAKE Rupert, *La Mémoire de l'Univers*, Éditions du Rocher, 2002.

vivants. Selon lui, cette mémoire est cumulative, ce qui signifie que plus une action se produit, plus elle voit se produire d'actions similaires, plus elle tend à devenir habituelle. Cette théorie semble particulièrement intéressante pour deux raisons. Elle offre d'abord une possible explication aux fausses couches à répétition. Vivant dans le ventre maternel *non réceptif*, rempli de souvenirs destructeurs non *digérés*, l'embryon s'en imprègne et, par une forme d'automatisme, reproduit des comportements destructeurs. On peut donner un exemple ultra-simplifié : une femme qui perd plusieurs de ses embryons sans qu'aucun problème de stérilité lui soit connu ne fait que reproduire, de façon inconsciente, un événement similaire passé (lié à la mort, à la destruction corporelle, à la souffrance physique ou psychique) par lequel ses cellules ont été concernées. Cet événement similaire peut la concerner directement, mais il peut aussi appartenir à sa mère ou à une autre femme de son ascendance puisque la mémoire du corps s'exprime sur plusieurs générations. La seconde raison pour laquelle l'hypothèse des champs morphiques est intéressante est qu'elle permet d'expliquer le renouvellement constant de nos cellules. Il y a un certain nombre d'années, les scientifiques se sont aperçus que toutes les cellules, tous les tissus qui constituent un organisme sont infiniment et régulièrement remplacés par de nouvelles cellules en l'espace de quelques jours. Cela veut dire que chaque cellule a une durée de vie prédéfinie et assez courte et qu'elle meurt et subit une sorte de « renaissance » de façon périodique. Cette donnée biologique paraît totalement passionnante, surtout quand on songe à certaines philosophies anciennes qui supposaient déjà l'existence d'un renouvellement de la vie à l'infini. Brigitte et Régis Dutheil[37] se livrent à une analyse de l'univers et proposent une nouvelle approche de la maladie. Selon eux, chaque mal-être, chaque dysfonctionnement de l'organisme trouverait ses origines dans l'existence d'un champ électromagnétique. Pour eux, la question du renouvellement cellulaire est la base même d'un nouveau modèle de conscience. Pour moi, c'est une preuve, enfin, que le fameux disque dur de nos cellules peut être nettoyé et donner naissance à de nouveaux tissus sur une base saine.

37. DUTHEIL Régis et Brigitte, *La Médecine superlumineuse*, Éditions Sand, 2006.

L'énergie de la procréation dans l'inconscient

La question de la répétition comportementale des cellules renvoie à d'autres concepts, ceux de la psychanalyse et en particulier la fameuse « théorie de l'acte manqué » tant aimée de Freud. Cette dernière a été analysée et illustrée d'exemples par la psychologue et psychanalyste, spécialiste de la psychogénéalogie, Anne Ancelin Schützenberger dans ses nombreux ouvrages. Ainsi, un acte manqué serait la conséquence d'une interaction entre le corps et l'esprit. Par exemple, certains mots sortis accidentellement de la bouche, nommés « lapsus » et non conformes à la situation, certains gestes maladroits, certains événements surprenants, non prévus et gênants, constituent un ensemble d'actes issus de tensions intérieures enregistrées dans le corps. Ce sont des choses que nous nous sommes interdits de dire ou de faire en état de conscience normale. Retenus et bloqués dans notre corps en état de surveillance lui-même assuré par le conscient, ces actes seraient nos véritables volontés, soufflées par notre inconscient. Ils seraient, en réalité, des actes et des événements que nous désirons pour nous à l'instant où ils se produisent. Si, comme Schützenberger, l'on songe aux champs morphiques et qu'on rejoint l'hypothèse de la transmission de la mémoire, un acte manqué pourrait constituer un maillon d'une chaîne d'actions reproduites d'une façon totalement inconsciente mais programmée par nos cellules. Ces actions pourraient se reproduire de façon infinie, jusqu'à ce que la personne décide de les analyser, de les questionner et d'entendre la voix de son guide intérieur.

L'acte manqué n'est rien d'autre qu'une tentative de communication qu'essaie d'établir notre inconscient – lui-même programmé par l'action de la mémoire des champs morphiques – avec notre conscient. Par son rôle de porteur d'information sur nous-mêmes, le non-conscient envoie de cette façon des messages à notre corps afin que ce dernier les communique à notre conscient, pour que lui, à son tour, rééquilibre la relation corps-esprit. Certains actes manqués sont traumatisants. Parmi eux, je classe des grossesses avortées de façon naturelle. J'emploie le terme « avortées », car même s'il est plus communément associé à l'acte volontaire d'une interruption d'une grossesse il me paraît approprié au sujet dont nous parlons.

Puisque la mort d'un embryon est conditionnée par une sorte de programme de deux inconscients – le sien et celui de la mère –, j'appelle ces grossesses les « grossesses manquées ». J'ai personnellement rencontré beaucoup de femmes qui, malgré tous leurs efforts, ont enchaîné des grossesses jamais menées à terme. Ces grossesses furent le fruit de leurs amours conjugales dans le cadre d'un désir commun manifeste. J'ai ensuite été témoin de quelques ruptures, chez des couples qui, ne voyant pas le bout du tunnel des souffrances, ont choisi de tenter une maternité ou une paternité avec d'autres personnes. Ce qui m'a le plus frappée, c'est que, en dehors de toute anomalie spermatique, des femmes qui ont vécu des fausses couches avec leur précédent compagnon sont tombées enceintes de leur nouveau partenaire et que ces grossesses ont tenu. Pourquoi n'ont-elles pas pu être la mère d'un enfant et sont-elles devenues celle d'un autre ? N'est-ce pas mystérieux ?

Je repense aux propos de la psychanalyste Joëlle Desjardins-Simon, la psychanalyste présente à la Journée de l'Infertilité en septembre 2015, à laquelle j'ai assisté. Comme ses confrères médecins, elle soutenait que le problème de l'infertilité n'est pas celui de la femme ou de l'homme. C'est un problème du

couple. Je pense comme elle qu'il ne suffit pas d'une compatibilité biologique entre deux personnes pour qu'un enfant naisse. Je crois qu'il faut de multiples compatibilités, à commencer par la génétique et en finissant par celle de *deux histoires personnelles, deux mémoires, deux énergies qui pourraient s'entendre*.
Alors, que penser ? Que l'énergie de ces conceptions n'était pas la bonne ? Que les embryons partis trop tôt sont des enfants qui ne devaient pas être là ? Probablement oui. Il n'y a aucune force du conscient, aucune recette magique qui aurait pu les retenir. Je pense que ces enfants manqués devraient constituer pour nous une sorte de renseignement. Ils devraient être étudiés par notre psyché afin de nous apporter des réponses sur nous-mêmes.

D'abord, leur disparition nous renvoie à nos douleurs, à nos pires souffrances. La disparition permet d'analyser notre passé émotionnel. Elle nous renvoie automatiquement aux événements que nous avons pu vivre dans l'enfance ou dans le ventre de notre mère. Ensuite, les enfants manqués représentent un écho des maternités de nos mères, de nos grand-mères, de toutes les femmes de notre famille. Ils sont, enfin, un miroir de notre moi, de notre couple avec son énergie et sa propre mémoire. Si on observe de plus près l'histoire des parents endeuillés, si on analyse les conditions émotionnelles et énergétiques dans lesquelles la procréation a eu lieu, on trouve un certain nombre d'explications plausibles à ces ruptures prématurées. Mais pas question de généraliser, puisqu'il y a des grossesses qui se poursuivent après des rapports forcés comme celles qui s'arrêtent malgré des rapports d'amour.

L'impact de la naissance

La manière dont nous sommes nés influence forcément la manière dont nous vivons cette vie.
Le mot « naissance » a aujourd'hui deux sens. D'abord, celui de l'apparition d'un corps biologique bien organisé. Ensuite, par métonymie, les conditions de la venue au monde. Ces deux significations peuvent entraîner quelques questionnements. Lorsque l'on se penche sur les conditions de la venue au monde, il paraît évident que ces dernières peuvent être bonnes ou mauvaises, favorables ou défavorables au bon déroulement des premiers mois

de vie du nourrisson. Lorsque se termine la période de la gestation, il arrive un moment où le fœtus est dit autonome. Malheureusement, la sortie du ventre maternel n'est pas toujours aussi évidente que cela, et ce, pour deux raisons possibles : le bébé n'est pas prêt ou la maman ne l'est pas. Un certain nombre de maladies de la grossesse, dont la pré-éclampsie, que nous avons évoquée, nécessitent un accouchement prématuré. Mais il arrive aussi que des naissances soient médicalement provoquées en raison d'un retard, d'un dépassement du terme de la grossesse prévu. Certains thérapeutes se sont penchés sur la question de ces naissances non naturelles et de leur influence possible sur la vie des bébés devenus adultes. Il en ressort que les naissances compliquées ont un impact sur la qualité de la relation avec la mère. Prenons l'exemple de la césarienne en urgence. La plupart du temps, elle est effectuée parce que l'accouchement provoqué par les médicaments n'a pas fonctionné. Cela sous-entend que l'enfant n'était pas du tout prêt à sortir du ventre maternel et qu'on l'a sorti de force et d'une manière transgressive. La césarienne est en effet une transgression de la nature. Elle est une manipulation et une violence pratiquée avec des outils chirurgicaux extérieurs au corps de la mère. Dans le cas de ces naissances forcées, il ne peut y avoir absence de traces émotionnelles. Étant donné la présence des mémoires intra-utérines, la naissance forcée s'imprime inconsciemment dans le corps de l'enfant et constitue la source d'un certain nombre de croyances chez l'adulte qu'il devient. Lorsque l'on demande aux médecins quelle est la solution pour arrêter la pré-éclampsie potentiellement mortelle pour la mère et pour le fœtus, la réponse est : la sortie du bébé. Dans beaucoup de cas de femmes qui ont vécu une naissance forcée, cette opération de sauvetage n'est pas restée sans traces. Certaines ont grandi avec un lourd sentiment de responsabilité. « *C'est à cause de moi que maman était malade.* » De plus en plus d'accompagnants à la naissance – sages-femmes, sophrologues... – préparent les futures mères à un comportement adapté vis-à-vis de leur enfant après la naissance, afin de déculpabiliser très rapidement ce dernier d'avoir mis en danger sa mère.

La césarienne est également pratiquée pour le confort de la maman. Toutefois, elle constitue un véritable acte chirurgical, une intervention avec toute son énergie extrêmement violente pour le petit être à l'intérieur du ventre. Malheureusement, la césarienne de confort est souvent une suite logique de la médicalisation de la fertilité et de la grossesse. Je me suis souvent surprise à raconter à mon enfant son histoire, dans laquelle le mot « médecin » est omniprésent : « *Et le médecin a mis la graine dans le ventre de maman, et puis, à la fin, le médecin a sorti le bébé directement du ventre.* »

Le problème que pose un accouchement par césarienne est qu'il constitue un traumatisme. Tout comme un accouchement réalisé aux forceps, d'ailleurs. Il s'agit là d'actes parfois et bien sûr nécessaires pour la survie, mais violents quand même pour un corps qui ne veut ou ne peut pas traverser « la route » tout seul.

Si une naissance non naturelle peut être traumatique, c'est parce qu'il s'agit d'un moment clef pour le corps de l'enfant. Ce corps est un ensemble d'organes, de tissus, de cellules, de fonctions, de sens, d'émotions. Il est fabriqué à l'intérieur d'un autre corps, celui de la mère. Il est issu de deux autres corps, celui de la mère et celui du père. Les corps des parents ont inconsciemment transmis des émotions, des sensations à l'enfant lors de la période de gestation. Pendant cette période, l'enfant s'est construit un monde à lui dans lequel il a placé ses réactions aux événements extérieurs et intérieurs au corps maternel. Il a adopté des comportements de détente ou de tension en fonction de l'interprétation qu'il en a faite. Le terme de l'accouchement approchant, il se prépare au fait de devoir quitter la maison maternelle. Ce passage d'un monde à l'autre fait partie de ses premières expériences de vie. Et de manière importante.

La naissance est a priori précédée d'une prise de position adéquate par le fœtus, celle avec la tête en bas, dirigée vers la sortie du corps maternel. Parfois, il arrive que le bébé se positionne autrement, en siège, c'est-à-dire avec les pieds tournés vers le bas, ou encore de côté. En tout cas, il y a toujours une partie de son corps qui paraît en premier et qui demeure dans cette situation moitié dedans, moitié dehors, comme en suspension. Ce sont des moments plus ou moins longs qui demandent parfois de l'aide quelque peu agressive de la part de celui ou celle qui pratique l'accouchement. Je trouve ce moment particulièrement intéressant dans le cas des infertilités dites « inexpliquées ».

La naissance est la coupure du cordon ombilical et une coupure entre deux vies. C'est le moment du changement. C'est un passage d'un monde à un autre. C'est le moment de la fin d'une existence et du début d'une autre. La façon dont ce moment est vécu solde en quelque sorte les mois passés dans le ventre maternel, que le bébé quitte sans problème ou avec beaucoup de difficultés. Les émotions qui accompagnent la naissance influencent les réactions émotionnelles durant toute la vie. Pour les femmes, le moment de leur naissance est particulièrement important, celui où leur utérus enveloppé dans l'utérus maternel doit prendre le relais pour contenir un autre corps.

Toute femme confrontée à la problématique de la conception se trouve automatiquement renvoyée au sujet de la grossesse de sa mère. Parfois, des conversations entre mères et filles sont une source de compréhension de bien des problématiques de l'infertilité des filles. Chaque grossesse est une répétition, une continuité de quelque chose. Lorsqu'un événement traumatique arrive pendant la vie fœtale, un ensemble de mécanismes de défense se mettent en place de façon inconsciente. Il arrive qu'une femme ne réussisse pas à tomber enceinte parce que sa propre naissance a été traumatique pour elle.

6

Les ondes **NÉGATIVES** *du* passé

Les traces des fausses couches

Nous avons évoqué l'importance du deuil dans la constitution de l'énergie paternelle. Je souhaite à présent parler du deuil maternel.
J'ai au départ voulu nommer cette partie « Un enfant né pendant le deuil ». Mais la notion de deuil m'a posé quelques problèmes d'ordre éthique. Pour les aborder, j'ai dû recourir à ma propre histoire. Je viens d'une famille catholique pratiquante. De ce fait, jeune, je n'ai jamais eu à réfléchir à la question du statut de l'embryon, puisque dans l'esprit de mon milieu, toute fausse couche représente la mort d'un enfant. Cependant, aujourd'hui, je remets en question toutes ces croyances. Pourquoi faire le deuil d'un embryon ?
Dans notre société occidentale, il y a beaucoup de polémiques d'ordre philosophique et religieux quant au statut que l'on veut donner à l'être vivant dans le ventre maternel. En 1976, l'Organisation mondiale de la santé a considéré que l'avortement spontané, autrement dit la fausse couche, est une expulsion du fœtus avant la vingt-deuxième semaine

de grossesse, soit la mort d'un bébé pesant moins de 500 grammes. De plus, l'expulsion d'un embryon avant les douze premières semaines est considérée comme une fausse couche précoce.

Nous avons dit au début de ce livre que l'interruption de grossesse avant douze semaines était un fait courant. Au moment de la conception, quelques millions de combinaisons génétiques ont lieu, et parfois l'évolution de l'embryon s'arrête. Aussi bien les médecins que les femmes préfèrent ne pas s'attarder là-dessus pour pouvoir se concentrer sur une nouvelle grossesse. Ainsi, le sujet perd de l'importance dans leur histoire de vie personnelle, en faisant, comme pour leurs aïeules, partie des « histoires de bonnes femmes », un sujet tabou dans les familles, puis secret pour les générations suivantes. Ne se pose donc que très rarement la question du deuil. Elle mériterait pourtant que l'on s'y attarde. Pourquoi ? Parce que ces bébés « morts » restés enfermés dans les placards familiaux peuvent influencer la fertilité des filles, des petites-filles et de toute une lignée, parfois. Aujourd'hui encore, beaucoup de femmes enceintes préfèrent ne pas revenir sur « l'accident » et penser aux choses positives. Pourtant, le travail de deuil pourrait leur éviter que

des difficultés émotionnelles ne rejaillissent lors des grossesses suivantes et de la maternité.
Avouons simplement que les femmes ne se sentent pas autorisées à vivre leur tristesse. Il existe aujourd'hui une telle pression sociale au sujet de la procréation qu'il est quasiment impossible de pleurer un embryon perdu. Évidemment, la PMA n'aide pas. Elle réunit tellement de possibilités de concevoir qu'il paraît presque indécent de s'enfermer dans une telle douleur ! De ce fait, elle ne permet pas aux femmes de s'arrêter sur la mort de la vie qu'elles portaient. Pas trop longtemps, en tout cas. Pas toujours comme elles en auraient besoin. Si vous demandez à ces femmes le sens de l'expression « réussir sa vie », la réponse la plus fréquente est « avoir des enfants ». Le fait d'en avoir est ainsi devenu une valeur sûre, comme peut l'être l'immobilier ou la Bourse. Faire plusieurs enfants est devenu une sorte de course à la performance. D'autant plus que, médicalement, tout paraît possible aujourd'hui. L'enfant est devenu une sorte de pièce incontournable du système que constitue le couple. Dans cette pression des possibilités de traitements, culpabilisante, la femme qui fait une fausse couche doit vite passer à autre chose. Et elle ne s'octroie ni le temps ni le droit de *s'apitoyer sur elle-même.*

Et pourtant, que la grossesse soit désirée ou pas, une fausse couche constitue la perte d'une vie en soi. Ce possible enfant a forcément été imaginé, représenté dans l'esprit et le corps de sa mère. C'est du deuil de cette représentation qu'il s'agit.

Mais pour que les femmes accordent une place à cette perte, la fausse couche devrait être prise en compte par la société. Voyons ce qu'il en est.

Actuellement, la France soumet la question de viabilité à l'établissement d'un certificat médical d'accouchement. Ce dernier est alors nécessaire pour que l'État puisse établir un acte d'enfant né sans vie. Le certificat médical doit contenir les informations sur « *le recueil d'un corps formé – y compris congénitalement malformé – et sexué ; quand bien même le processus de maturation demeure inachevé, et à l'exclusion des masses tissulaires sans aspect morphologique* ».

Cette appréciation médicale exclut totalement la prise en considération des interruptions de grossesse survenues avant les quinze premières semaines d'aménorrhée, donc treize premières semaines de grossesse. Lorsque le certificat médical ne peut pas être établi, l'hôpital procède à la crémation des pièces d'origine humaine. Par ailleurs, il n'y a aucune possibilité pour la maman de prendre le repos légal faisant suite à un décès, mais uniquement un arrêt de travail pris en charge par la Sécurité sociale Mais, heureusement, les choses avancent puisqu'au moment où j'écris ces pages, j'apprends qu'au mois de février dernier, l'Assemblée nationale a voté a l'unanimité en faveur d'un projet de loi pour mieux accompagner les femmes après une fausse couche[38]. Il s'agira d'un congé maladie spécial dédié à la gestion de ce traumatisme. Voilà un résumé très bref de ce que propose le législateur.

Pas facile dans ce contexte de se donner du temps pour digérer. Et portant, viable ou non viable, expulsé naturellement ou pas, volontairement ou involontairement, l'embryon ou le fœtus représente un ensemble de cellules et de fonctions humaines ayant été en vie.

Cette vie intra-utérine a un sens unique pour chacune des mères. Pour certaines, il s'agit d'un projet, pour d'autres, d'un aboutissement de leur mariage, pour d'autres encore, d'un prolongement de leur amour, etc. Quelle que soit cette représentation, une grossesse rompue prématurément produit

38. Information RTL.

un choc émotionnel. Face à ce choc, peu de femmes osent vivre leur détresse, et encore moins osent l'analyser. On leur demande d'« encaisser » et de passer à autre chose. Mais « encaisser » quoi ? La mort. Cependant il est très difficile de passer à autre chose sans accepter les émotions qui l'accompagnent.

Alors, que faire ? Reconnaître que toute interruption de grossesse, spontanée ou volontaire, non digérée peut être dramatique pour les femmes, leurs conjoints ou conjointes, leurs futurs enfants. Il n'y a que cette reconnaissance qui permette de panser les plaies et de « passer à autre chose ». Non seulement elle (p)répare l'utérus pour accueillir les enfants suivants, mais elle évite aussi à ces derniers quelques possibles difficultés dans la vie future.

Selon la pensée du scientifique Edward Russell, les traces de la vie tels les champs morphiques décrits dans le chapitre précédent existeraient dans nos cellules non seulement pendant la vie mais aussi après la mort. Les champs électriques, quant à eux, existeraient pendant un certain temps à la suite du décès.

Ce n'est guère étonnant lorsque l'on constate les dégâts psychologiques d'une grossesse interrompue trop tôt. Les fausses couches concernent toutes les générations d'une famille, comme observe dans *Les Deuils périnataux* Geneviève Delaisi de Parseval[39]. Et, de ce point de vue-là, elles constituent un certain *passé* pour les futurs bébés, alors qu'ils ne sont pas encore nés. Aussi bien pour la mère qui a subi la fausse couche que pour sa fille qui souhaitera être mère à son tour, et même pour sa petite-fille, s'il n'est pas fait, le deuil d'un embryon ou d'un fœtus se transformera en un « fantôme » familial, pouvant même bloquer les femmes dans leur fécondité.

Les femmes qui ont pratiqué une interruption de grossesse volontaire, elles aussi, doivent s'autoriser à vivre leur deuil. Parfois, de futures mamans me parlent de l'avortement qu'elles ont subi à l'adolescence comme d'un événement sans importance. Parfois, je les entends pleurer de culpabilité pour avoir avorté plusieurs fois et, en plus, d'être devenues stériles. La culpabilité, la dépression, la tristesse, la colère, induites par ces avortements doivent être vécues, et les femmes doivent prendre le temps de « les digérer ». Cela est nécessaire pour retrouver la paix dans la maternité.

39. DELAISI DE PERCEVAL Geneviève, « Les Deuils périnataux », *Revue Études*, n° 387-5, novembre 1997. Consultable ici : http://genevieve.delaisi.free.fr/pages/deuilsperinataux.html

Voyons maintenant comment ces douleurs non digérées s'impriment dans le corps et comment elles se transmettent aux générations suivantes.

D'abord, il y a un choc. Il est présent chez toutes les femmes. Il n'y a pas vraiment de différence entre celles qui ont souhaité leur grossesse, celles qui l'ont découverte fortuitement sans la désirer et celles qui ne voulaient pas d'enfant.

L'histoire de Sybille

« *J'ai pensé qu'un tremblement de terre avait eu lieu dans mon corps, j'ai perdu connaissance lorsque l'interne m'a dit qu'il n'y avait plus d'activité cardiaque à l'écran* », explique Sybille. « *Comme nous ne nous attendions pas à une grossesse, je ne savais pas s'il fallait que je sois contente ou que je pleure.* » D'un côté, Sybille est contente d'aller faire sa première échographie, d'un autre côté, elle appréhende l'arrivée de cet enfant

qui ne faisait pas partie de ses projets « pour le moment ». « *C'était beaucoup trop tôt, j'avoue que cette grossesse me dérangeait, elle annulait tous mes projets de vie.* »
Bien plus tard, quand elle est enfin prête à avoir un enfant, Sybille n'arrive pas à retomber enceinte. Dans une séance de visualisation, elle se voit comme une mauvaise mère. Une mère qui n'aime pas son enfant, qui le frappe. Elle réalise qu'elle ne s'était pas permis de vivre la douleur de la perte. Elle pense alors que c'est probablement elle qui n'a pas voulu de cet enfant, puisque son corps ne l'a pas maintenu en vie. Elle se croit mauvaise mère. Une femme indigne d'enfant. Même si, à l'époque, elle ne souhaitait pas être enceinte, elle a vécu l'arrêt cardiaque du bébé comme « une décharge électrique ». Elle a ensuite tout fait pour l'oublier et continuer sa vie. Apparemment, la « décharge électrique » a laissé des traces. La douleur, le choc, le questionnement concernant l'arrivée et l'arrêt de cette grossesse n'ont pas été vécus. Et elle pense que c'est ce qui ne lui permet

pas aujourd'hui de « réinstaller » une nouvelle grossesse. Consciente de tout cela, elle décide de faire le deuil de l'embryon disparu afin de libérer la place pour son futur enfant. Parfois, lorsque l'enfant est fortement désiré, la fausse couche précoce est vécue comme la mort d'un enfant complètement développé. « *Nous avons traversé six ans de traitements hormonaux pour qu'un embryon s'accroche* », raconte Barbara. « *Je n'arrive pas à oublier cet enfant. On nous a refusé des obsèques, mais j'ai fait une tombe à mon enfant et je vais m'y recueillir tous les jours.* » Depuis sa fausse couche arrivée à seulement six semaines de grossesse, et malgré les traitements, Barbara ne tombe pas enceinte. Cela fait deux ans qu'elle ne cesse de pleurer son premier embryon. « *Cet enfant aurait dû vivre, il n'avait pas le droit de nous quitter comme cela.* » Elle refuse l'arrêt de la grossesse. Elle a des nausées plusieurs fois par semaine, elle sent le bébé bouger.
Un travail en psychothérapie est nécessaire pour qu'elle puisse enfin faire de la place dans son utérus à un autre enfant.

> « *Aujourd'hui, mon utérus est en pleurs, il ne veut pas que la grossesse s'arrête* », dit-elle.

La pression de retomber enceinte

C'est précisément la disparition d'un embryon ou d'un fœtus qui entraîne, dans beaucoup de cas, une sorte de nécessité, d'urgence à concevoir un autre enfant. S'installe alors un besoin de retomber enceinte dans l'immédiat pour revivre la grossesse arrêtée sans réaliser le fait qu'il s'agira là d'un tout autre enfant. Là encore, un travail thérapeutique est nécessaire afin de ne pas sombrer dans la confusion entre les deux enfants, ce qui serait dramatique.

L'urgence de retomber enceinte fait naître des enfants de remplacement. Ces enfants portent en eux la charge énergétique morbide avec des conséquences sur la qualité de leur fécondité.

Le cas de Sylvie

Elle est venue me consulter pour retrouver la sérénité avant une énième fécondation *in vitro*. Suivie depuis des années pour ses problèmes de préménopause précoce, elle voyait régulièrement un psychanalyste depuis une dizaine d'années. Elle me disait avoir analysé toutes ses problématiques une par une, la seule difficulté étant sa grande nervosité. Nous avons commencé le travail par des séances de sophrologie. Au fil des séances, elle était plus détendue et plus sereine. Pourtant, quelque chose la tracassait : dans sa vie quotidienne, il suffisait parfois d'un détail pour qu'elle se laisse envahir par des émotions exagérées. Le simple fait d'entendre dire que quelqu'un était tombé malade ou de lire l'annonce de la mort d'un inconnu la mettait dans un état d'angoisse surdimensionnée. S'ensuivaient des maux de ventre. Depuis son enfance, elle souffrait d'une colopathie fonctionnelle qui la faisait souffrir régulièrement, avec des temps de répit pendant les vacances, et qui revenait à chaque moment difficile. Un jour, je lui ai proposé une séance de sophro-analyse, ce qu'elle a accepté avec beaucoup de réticence. Alors que les séances de relaxation en sophrologie la détendaient, le fait d'aller revivre des émotions anciennes lui faisait vraiment très peur. Elle s'est littéralement mise en colère en criant : « *Que voulez-vous ? Mon enfant n'a jamais existé, il n'existera pas, c'est un fantôme !* » J'ai trouvé ce propos assez étrange et je l'ai convaincue de passer à un travail de recherche. Nous avons donc commencé par une relaxation profonde. Dès les premières minutes, elle a sursauté. Elle s'est vue à l'arrière d'une voiture conduite par son père. La portière de la voiture n'était pas bien fermée, et, dans un virage, Sylvie a failli tomber et être tuée. Tout cela était arrivé dans un contexte bien précis. Ce jour-là, la mère de Sylvie n'était pas de bonne humeur. Un peu dépressive, elle ne cessait de chercher des sujets de dispute avec son mari, pour

finalement lui « *reprocher quelque chose qui n'était pas très clair* » dans l'esprit de Sylvie ; elle avait 6 ans au moment des faits.
Plus tard, lors d'une autre séance, Sylvie s'est rendu compte que sa mère parlait d'un enfant mort.
Durant sa visualisation, elle a déclaré :
« *Je ne comprends pas pourquoi ma mère crie à ce point en parlant d'un enfant que je ne connais pas. Son enfant, c'est moi. Je n'y comprends rien. Ça y est, je viens de comprendre ! Elle a eu un enfant avant moi, c'est pour cela qu'elle est en colère contre papa, c'est parce que son bébé est mort. Elle lui dit que c'est de sa faute si son enfant est mort. Mais alors, pourquoi je suis là, moi ? Pourquoi lui est mort et moi, je suis là ?* »
Sylvie a découvert que sa mère avait eu un enfant avant elle. Elle a vu cette dernière reprocher la disparition de cet enfant à son mari. Très perturbée à la fin de la séance, elle a décidé de questionner sa mère.
Quelques semaines plus tard, elle m'a relaté que sa mère avait fait une fausse couche précoce à quelques semaines de grossesse.

Quarante ans après les faits, elle considérait encore que son enfant avait été tué par son père, puisque les saignements étaient arrivés un ou deux jours après qu'il avait fortement fait démarrer sa voiture à un feu. Sylvie venait enfin de comprendre pourquoi sa mère avait toujours détesté le mois de juin, fermant les volets en pleine journée alors qu'il faisait beau. Le fameux démarrage et la fausse couche s'étaient effectivement déroulés en ce beau mois de printemps. L'histoire de la portière mal fermée avait mis sa mère en colère, comme par peur d'une répétition, puisqu'elle disait avoir déjà perdu un enfant à cause d'un problème de voiture. La mère de Sylvie n'a toujours pas fait le deuil de sa fausse couche. Non seulement elle reste figée chaque année à l'arrivée du mois de juin, mais en plus elle continue de reprocher ce drame à son mari, décédé depuis des années. Mais ce ne sont pas les faits eux-mêmes qui posent le problème, c'est le fait qu'elle n'en ait jamais rien dit à sa fille. Cette dernière est née deux ans après la fausse couche comme un enfant de substitution. N'ayant jamais accepté la disparition de son premier embryon, la mère l'a fait remplacer par un second. Résultat ? Dans son inconscient, Sylvie pense qu'elle doit en quelque sorte faire ses preuves pour plaire à sa mère. Elle dit devoir toujours se prouver à elle-même qu'elle est « *la meilleure pour mériter quelque chose* ». C'est une femme en quête de la perfection. Première à l'école, première à la faculté, directrice d'une grande société, Sylvie n'a jamais failli dans aucun domaine. Féminine, intelligente, de nature rieuse, socialement, elle réussit tout ce qu'elle entreprend. Elle s'occupe du bien-être de sa mère en lui rendant visite tous les dimanches. Elle est l'enfant parfait. La fille idéale.

Alors, qu'est-ce qui cloche dans son histoire ? Le fait que Sylvie soit une enfant de remplacement. Elle est née pour pallier le désastre émotionnel de sa mère en pleurs. Elle accomplit sa tâche de fille parfaite à merveille, mais elle ne vit pas sa vie.

En refusant la grossesse, son corps l'informe de l'existence d'un conflit. Il lui apprend en quelque sorte qu'elle porte en elle un deuil non fait qui ne lui appartient pas. Son appareil génital est teinté de colère, de non-acceptation, de blocages. Ses cellules portent en elles le cadavre d'un embryon qui n'est pas à elle. Dans cette situation, il n'y a pas de place pour un autre bébé. Elle-même est née dans une matrice imprégnée d'énergie morbide. Elle n'est pas née pour vivre sa propre vie mais pour remplacer un autre possible enfant. « *Comment je peux mettre un enfant au monde si mon utérus ne m'appartient pas ?* » dit-elle.

De très nombreuses femmes « infertiles » pourraient se reconnaître dans cette histoire. Nous appelons « un enfant fantôme » celui que nous attendons et qui ne vient pas parce qu'un autre enfant a pris et occupe toujours sa place. Cela peut être un enfant de notre mère ou de notre grand-mère dont elles n'ont jamais fait le deuil.

Mais la notion de fantôme a été théorisée par des psychanalystes. En 1975, Nicolas Abraham, psychanalyste, avance dans *Études freudiennes*[40], que les fantômes « *ne sont pas les trépassés qui viennent hanter, mais les lacunes laissées en nous par les secrets des autres* ». Le fantôme du passé correspond à un événement lié à la violence, à la sexualité ou à la mort qui a été omis, oublié, en tout cas non transmis aux descendants. « *Ce sont toujours des secrets de famille qui engendrent des fantômes*[41]. »

De par sa nature de *question de vie ou de mort*, le deuil non fait pourrait devenir un obstacle à la fertilité des générations suivantes. De nombreuses infertilités inexpliquées biologiquement trouvent sans doute leur origine dans la présence de tels fantômes. Comme si le corps des femmes les transmettait physiquement...

Lors de quelques conversations que j'ai pu avoir avec des médecins spécialisés dans la reproduction, j'ai appris que le fœtus avait des capacités de mémorisation et d'apprentissage très rudimentaires appelées « habituations ». Il s'agirait des activités

40. ABRAHAM Nicolas, *Études freudiennes*, n° 13-14, Éditions Denoël, 1975.
41. CANNAULT Nina, *Comment paye-t-on les fautes de ses ancêtres ?*, *op. cit.*

primitives, se produisant de manière automatique, en réponse à la voix de sa mère. Ces affirmations me font penser aux travaux du Japonais Masaru Emoto que j'ai évoqué dans le chapitre précédent. C'est en fonction de ce que la mère exprime durant toute sa grossesse que le bébé va créer son histoire émotionnelle. J'appelle cette histoire « un système personnel de croyances ». Si une femme enceinte ayant perdu un enfant auparavant n'en a pas fait le deuil, l'enfant qu'elle porte dans son ventre va réagir à toutes ses émotions et à ses sensations corporelles négatives liées à ce drame. Par le biais des interconnexions primitives, puis sous-corticales (correspondant avec la formation du cortex), le fœtus « interprète » les émotions et la voix de sa mère et y « répond ». Il peut ainsi « croire et penser » que sa mère ne l'aime pas parce qu'elle parle d'un autre bébé. Il peut «se persuader » qu'il ne mérite pas de vivre puisque maman regrette un autre bébé. Il peut enfin croire qu'il ne sert qu'à remplacer cet enfant disparu. De cette façon se forge un système de croyances négatives responsable de nombreuses difficultés dans la vie dont l'infertilité fait partie.

L'ombre de la maladie

L'histoire de Laetitia

Il y a quelques mois, j'ai rencontré Laetitia, 30 ans, une très jolie journaliste. Elle est venue me consulter pour trouver la paix intérieure. Elle vivait avec son compagnon depuis six ans et ils essayaient de faire un bébé depuis trois ans. Le problème était qu'elle se trouvait très stressée au quotidien. La moindre contrariété la mettait en colère, puis dans une sorte de panique jusqu'à trembler. Elle se sentait également très fatiguée, apathique, sans aucune envie d'avoir des projets. Elle me disait qu'elle se sentait littéralement bloquée, comme paralysée, sans avoir le moindre pouvoir sur le déroulement de sa vie. Dès les premières séances, elle m'a confié avoir aussi des problèmes de santé. Un nombre très élevé de globules blancs qui aurait pu s'expliquer par une leucémie. « Le problème » était que Laetitia n'avait pas de leucémie. Elle avait consulté de nombreux grands professeurs, dans les grands hôpitaux spécialisés en la matière, pour s'entendre dire qu'il n'y avait rien à faire. Face à de tels taux sanguins, tous ces médecins lui disaient que c'était très étrange, car les résultats étaient mauvais, mais il manquait tous les autres marqueurs de la maladie. Dans ce cas, ils ne pouvaient la traiter pour la leucémie. Totalement ahurie, elle avait décidé de consulter une grande pointure de plus. Ce médecin avait avancé qu'il pouvait éventuellement détruire les globules blancs en mettant en place une chimiothérapie, mais que, étant donné que Laetitia voulait un bébé, il ne le ferait pas. Que penser de cette histoire invraisemblable où un professeur laisse une jeune femme choisir entre une chimio et une grossesse ? Évidemment, Laetitia n'a pas fait de chimio. Elle a continué la psychothérapie avec sa psychologue, et poursuivi son voyage intérieur à mon cabinet. Au fil des séances, elle a découvert que sa mère avait vécu une grossesse difficile. Tombée enceinte de Laetitia très jeune, elle avait pourtant déjà perdu deux bébés. Déprimée, elle souhaitait à tout prix cet enfant même si son mari jugeait qu'il était encore trop tôt, qu'ils pouvaient avoir un enfant plus tard. Laetitia a également appris que la mère de sa mère n'avait cessé de culpabiliser sa fille enceinte et de lui dire qu'elle ne pourrait pas si jeune s'occuper correctement de son bébé. La famille du père l'accusait de faire cet enfant de façon irresponsable puisqu'elle n'avait que 19 ans et donc était, selon eux aussi, trop jeune. Devant de telles attitudes, la mère de Laetitia n'avait cessé d'angoisser pour son futur ainsi que pour celui de son enfant. De son côté, la grand-mère maternelle de Laetitia avait survécu à un cancer de l'utérus à l'âge de 30 ans. La mère de la jeune femme, elle aussi, avait subi une hystérectomie lorsque Laetitia était petite. D'ailleurs, Laetitia se souvient avoir accompagné sa mère à l'hôpital pour la consultation avec le gynécologue. Cette visite avait été un véritable choc pour elle. Elle avait entendu

le médecin parler du cancer et vu sa mère pleurer devant lui. Elle en a gardé beaucoup de séquelles.
Dans ce contexte familial de souffrances liées à l'appareil de la reproduction, Laetitia a développé une angoisse continue à l'idée de porter un enfant. Elle le désirait, mais son corps a mis en place un système de défense. Dans son jeune âge, elle avait déjà subi trois IVG non médicamenteuses et sans anesthésie. Plus tard, elle avait fait deux fausses couches. Lorsque je l'ai vue pour la première fois, elle m'a dit qu'elle détestait son utérus. Qu'il ne lui servait à rien, avait plein de polypes, saignait sans cesse, et qu'elle était gênée par sa présence. Pourtant, elle voulait un enfant.
L'angoisse inconsciente de porter un bébé s'est installée dans ses cellules il y a bien longtemps. En fait, c'est comme si, encore dans le ventre de sa mère, elle avait décidé de ne pas revivre la même chose qu'elle. Pourtant, ses problèmes de santé, saignements, polypes et infertilité, témoignaient exactement du contraire,

puisque son corps allait clairement
reproduire les mêmes problématiques.
De plus, elle n'arrivait pas à envisager
que son enfant vienne naturellement.
L'histoire allait se répéter.
Jusqu'au jour où, lors d'une de nos
conversations, elle a pris conscience que ce
qui lui arrivait était une répétition des vécus
des femmes de sa famille. Que ce vécu
« ne lui appartenait pas ». S'en est suivie
une véritable renaissance.
Évidemment, elle voulait son enfant plus que
tout au monde. Évidemment, elle ne voulait
pas être malade ! Mais l'énergie de l'angoisse
s'était installée dans sa chair jusqu'à
perturber ses analyses sanguines.
Et maintenant, cette même angoisse
semblait encore jouer avec ses nerfs !
Lui imposer de choisir entre
une chimiothérapie et un bébé !

Le souvenir de la tentative d'avortement

Le cas d'Anita

Anita se présente à moi à 40 ans. Elle me confie avoir essayé de faire un enfant avec tous les hommes de sa vie et n'être jamais tombée enceinte. Nous commençons le travail par des séances de relaxation profonde. Je lui propose ensuite une séance d'hypnose, lors de laquelle elle me dit voir une scène entre deux personnes dont l'une essaie de chasser l'autre de sa maison. Cette visualisation n'a rien à voir avec sa problématique. Je lui conseille de l'oublier et de ne rien analyser. Lorsqu'elle revient, elle me dit que, durant sa grossesse, sa mère, très jeune à l'époque et sans ressources, avait essayé de la « déloger » en faisant plusieurs tentatives d'avortement qui n'ont jamais abouti. Apparemment, ses tentatives ne furent pas médicales. Il s'agissait simplement pour sa mère de « faire passer l'enfant ». Ainsi, par exemple, elle a essayé de sauter du premier étage d'un immeuble, a bu des litres d'alcool, est tombée dans un escalier, a pris des médicaments, et ainsi de suite, pour interrompre cette grossesse terrifiante qui allait détruire sa vie. Tout cela en vain, puisque, après cette grossesse chaotique, elle a donné naissance à Anita. L'enfant est née en pleine forme, mais, peu après la naissance, elle présente les signes d'une maladie respiratoire. Elle souffre de l'asthme connu, selon son médecin, pour avoir des origines psychogènes. L'enfance de la petite fille est marquée par les traitements et les couloirs des hôpitaux. Bien que guérie, aujourd'hui encore, elle ne supporte pas qu'une fenêtre de la pièce dans laquelle elle se trouve soit fermée, même par grand froid. Elle me dit qu'elle a eu souvent peur de mourir. C'est cette séance de sophrologie qui l'a conduite chez sa mère quelques jours plus tard. Les deux femmes s'entendent très bien aujourd'hui. Anita a décidé de demander à sa mère de lui relater une fois de plus

sa grossesse, tout en sachant les risques de malaise inhérents à une telle conversation. Elle a pourtant eu raison. Sa mère a accepté de parler. Pour la première fois, elle s'est même mise très en colère. En pleins sanglots et cris, elle a prononcé cette phrase : « *Oui, j'ai essayé d'éliminer cet enfant, oui, j'ai essayé de le tuer, mais... je ne savais pas que c'était TOI !* »
Anita avait toujours vécu dans la peur que sa mère ne l'aime pas. Elle avait toujours été convaincue que sa mère avait voulu la tuer, elle. Mais cette simple phrase, alors que tout paraissait dit entre elles, aura suffi pour qu'Anita ressente le droit de vivre pour la première fois. À l'heure où j'écris ces lignes, elle est dans son huitième mois de grossesse.

Le passé avec une mère souffrante

L'histoire de Marielle

Marielle est née sans utérus. Lors de sa naissance, on découvre que sa mère est atteinte d'un cancer de l'endomètre et des ovaires, dont elle guérit après plusieurs mois de traitement. Les médecins concluent que la maladie était déjà présente lorsque la conception a eu lieu. Marielle est atteinte du syndrome MRKH, aussi appelé syndrome de Rokitansky. Malgré l'absence d'utérus, elle a quand même des ovaires qui fonctionnent bien. À 35 ans, elle s'apprête à faire appel à la gestation pour autrui afin de devenir maman. Elle est extrêmement angoissée et persuadée que cette technique ne marchera pas pour elle. Elle a déjà effectué plusieurs essais, aucun n'a été fructueux. Pourtant, ce n'est pas faute de préparation. Lors de la première tentative, elle avait 26 ans. Elle et son mari se sont adressés à une agence spécialisée dans la gestation pour autrui aux États-Unis. La jeune femme qui devait porter l'enfant était en pleine forme et déjà mère de plusieurs enfants. La préparation médicale fut sans faute, et la ponction ovarienne de Marielle a donné une dizaine de beaux ovocytes. Par manque de chance, la nounou (c'est le nom que l'on donne aux mères porteuses) n'est pas tombée enceinte malgré trois tentatives. Qu'à cela ne tienne, disposant de moyens financiers, quelques mois plus tard, le couple décide de relancer le projet. Cette fois, Marielle choisit une autre nounou afin de ne pas prendre de risque. Elle choisit une femme encore plus jeune, toujours en parfaite santé, ayant déjà porté un enfant pour quelqu'un d'autre. La tentative échoue de nouveau malgré le transfert de deux embryons en parfaite forme. On programme une autre tentative, cette fois avec les embryons congelés. La nounou tombe enceinte, mais elle fait une fausse couche, puis une seconde.

Résignée, Marielle soupçonne que ses ovocytes sont de mauvaise qualité. Elle et son mari décident de retenter l'aventure avec les ovocytes d'une donneuse. Hélas, cette fois non plus, cela ne fonctionne pas.
Aujourd'hui, à 35 ans, Marielle se demande pourquoi elle ne peut pas être mère. Visiblement, même avec la participation d'un autre utérus parfaitement sain et des ovules d'une jeune donneuse, l'enfant ne veut pas venir à elle. Après un travail en psychothérapie, elle se rend compte que son idée de la maternité ne tient pas à un utérus ou à des ovaires. Que même si quelqu'un d'autre porte son enfant, celui qu'elle pense désirer, l'affaire ne peut pas être simple pour elle. Elle réalise, en effet, qu'elle ne s'est jamais considérée comme femme. Habitant un corps sans utérus, elle ne se savait ni homme ni femme. Pendant de nombreuses années, elle n'avait jamais eu de vraie pénétration parce que son vagin était trop petit. De surcroît, elle était persuadée d'être à l'origine de la maladie de sa mère et percevait l'absence d'utérus comme une

punition pour cette faute. Ni femme, ni mère, elle comprend aujourd'hui qu'il lui faut s'approprier son corps autrement que comme un corps sans identité. Elle doit aller chercher sa féminité en dehors de sa cavité utérine manquante.
Si elle pense que l'utérus aurait naturellement fait d'elle une mère, elle est aussi convaincue que tout autre moyen de concevoir un enfant ne marchera pas tant qu'elle ne découvrira pas son essence de femme. Cette dernière est indispensable pour qu'elle s'imagine être mère autrement, être mère malgré tout, être mère tout court.

7

Les liens TOXIQUES, blocage silencieux

L'acte sexuel de la procréation (encore)

Naturellement, l'infertilité n'est pas sans conséquence sur la vie sexuelle. Mais si les traitements médicaux ont un impact indiscutable, certaines personnes établissent un lien inverse : celui entre la sexualité de leurs parents et leur fertilité à eux, leurs enfants. Plus précisément, c'est la nature de l'acte sexuel à l'origine de leur propre conception qui joue un rôle important, car, si ce rapport fut sain et positif pour certains, il a pu aussi être violent ou forcé pour d'autres. Je veux dire par là que le souvenir inconscient de l'acte créateur toxique pourrait à lui tout seul engendrer des blocages de la fertilité des enfants.

Pour vérifier cela, j'ai fait une enquête. J'ai demandé à vingt clientes âgées de 30 à 45 ans et en ménopause précoce d'interroger leurs parents, afin d'avoir une idée de leur vie sexuelle au temps de la conception de ces clientes. La chose ne fut pas simple. Certaines d'entre elles ont littéralement ouvert la boîte de Pandore à conflits familiaux. D'autres se sont heurtées à un silence mural. D'autres encore ont appris que leurs mères avaient subi ces rapports sexuels. Finalement, dans seize cas, la sexualité posait réellement un problème dans la vie des couples de parents.

Nous ne comprenons pas bien les origines de l'insuffisance ovarienne. Cependant, je crois que ses origines génétiques et environnementales ne sont probablement pas les seules. Pour de nombreuses femmes préménopausées avant l'heure, connaître la nature de l'acte sexuel de leur propre conception fut une réelle révélation. Tant pour comprendre leur propre sexualité que pour expliquer le fonctionnement de leur corps fertile ou infertile.

Comprendre, surtout, le diagnostic d'une stérilité incompréhensible. Une femme de 30 ans qui ne tombe pas enceinte sans aucune raison médicale ne peut pas se contenter de l'entendre. Elle doit pouvoir trouver des explications. Toutes mes clientes « infertiles » se remettent en question sur tous les plans. Elles changent leur alimentation, elles se mettent au sport, elles méditent ou font du yoga, en pensant que la vie qu'elles menaient avant de vouloir un enfant les avait peut-être rendues stériles. Oui, les conditions de vie jouent ; oui, l'environnement et le bien-être influent sur notre santé et notre fécondité ; mais ce n'est pas tout. Je trouve que l'on consacre beaucoup de place, et c'est très bien ainsi, aux facteurs extérieurs de la stérilité féminine. Mais cela rend les femmes très seules, car seules à être responsables de leur problème. Pourtant, tout le monde le sait, elles ne se nourrissent pas de frites et de sodas continuellement. Et, à l'inverse, tant de femmes ayant plusieurs enfants n'ont jamais fait attention à leur corps. Cette pression extérieure crée injustement beaucoup de frustrations et de culpabilité. Nous savons très bien jusqu'à quel point un corps peut se verrouiller en raison des blocages inconscients dus à l'histoire de toute la famille. Heureusement, de nombreuses personnes découvrent qu'elles ne sont pas coupables de leur stérilité parce qu'elles mangent mal ou qu'elles fument.

Alors, je propose à tous ceux qui me consultent d'interroger leurs parents. Je leur demande de « revivre » ce moment, en quelque sorte, afin de pouvoir s'en affranchir.

L'histoire de Mathilde

Un jour, j'ai reçu Mathilde, 30 ans, stérile. Elle est venue tout enjouée se disant simplement un peu stressée à cause de son travail. Elle avait une phobie des transports, plusieurs tics nerveux, des migraines monstrueuses tous les vendredis soir, avant le week-end. Elle vivait avec un compagnon et ses deux enfants à lui. Elle me consultait parce qu'elle préparait une sixième tentative de FIV avec don d'ovocytes à l'étranger. Son infertilité était due à sa ménopause précoce, à l'âge de 25 ans. Elle avait aussi quatre sœurs qui toutes étaient, comme elle, précocement ménopausées. Le point important à noter est qu'aucun cas d'infertilité ni de ménopause précoce n'avait été trouvé dans ses familles maternelle et paternelle. Au moment où je l'ai vue pour la première fois, ses quatre sœurs avaient chacune un ou deux enfants issus du don d'ovocytes.

Mathilde, elle, n'était donc pas seule dans

cette aventure. J'ai trouvé leur histoire pour le moins fascinante. Les quatre sœurs ont eu recours à trois essais de FIV avec don sans résultat avant de tomber enceintes. Mais aucune n'en a fait six comme Mathilde. De plus, celle-ci venait de découvrir qu'en dehors du problème ovocytaire son endomètre était rempli de cellules tueuses.

Mathilde a revécu sa conception et ses premières semaines de vie en séance. Mais ses ressentis étaient très douloureux. Elle s'est sentie enfermée, à l'étroit, violentée. Elle me disait qu'elle avait la sensation d'être un objet. Elle voyait le sexe de son père comme un fusil à tuer les gens, à la tuer. Toute bouleversée, elle ne comprenait pas pourquoi ces images revenaient alors que son père, décédé, était un homme bien. Cette histoire fascinante méritait pour moi des recherches familiales. J'ai proposé à Mathilde d'interroger sa mère sur sa vie intime d'avant sa conception.

Réservée au départ, sa mère s'est ouverte peu à peu. Voici ce qu'elle lui a relaté : « *Cela n'a jamais été simple au lit. Ton père, comme tu sais, était un homme très fort qui aimait diriger. J'ai toujours fait ce qu'il voulait, par amour. Je ne voulais pas d'enfant très tôt. Pourtant, lorsque nous nous sommes mariés, j'avais seulement 18 ans. Et, comme j'étais totalement éprise de lui, je l'ai fait. Quand nous étions au lit, c'était toujours surprenant. J'avais l'impression qu'il rejouait des scènes de films pornos avec moi. Il fallait que je me plie à toutes ses attentes, même si elles me dégoûtaient. J'ai dû faire pipi sur lui et d'autres choses.*

Il me demandait de jouer le rôle de très jeunes filles pour lui. Je le faisais mais j'avais peur qu'il soit complètement fou. Il m'expliquait dans de longues tirades que dans le sexe tout était possible, car ce n'était pas la réalité. Et que si j'avais un peu mal, c'était pour jouer, et que c'est ainsi que je lui prouvais que je l'aimais. Il voulait m'obliger à avoir du plaisir alors que je n'en avais aucun. Nos nuits étaient des mises en scène des films pornos. J'étais comme une courtisane qu'il regardait de haut en bas comme pour

l'acheter ou pour en faire une esclave sexuelle. Ces relations me faisaient peur. Peur d'être folle, de ne pas savoir l'aimer, de devoir le perdre si j'osais le quitter.
Après ta naissance, il n'a cessé de me tromper. J'avais honte de moi, de lui, de nous. Tes sœurs sont nées, et je n'ai jamais eu le courage de le laisser tomber. Il menaçait de me tuer. »

Mathilde a ainsi eu la confirmation de son vécu. Son père, un manipulateur pervers, a totalement instrumentalisé sa mère. Il l'a chosifiée pour la dominer toute une vie.
L'énergie de la conception de Mathilde est un mélange de violence, de tristesse et de peur. C'est un ensemble d'ondes négatives qui témoigne de la « mort » du féminin. Le moment de la création de Mathilde est celui de la fin de la féminité de sa mère.
Voilà un exemple qui donne une idée des conséquences d'une relation toxique sur un embryon.

Les violences sexuelles

À l'inverse de la violence mentale, une relation sexuelle violente physiquement est une forme ouverte et visible de l'exercice du pouvoir. Et si de plus elle est inavouée, les femmes de toute une lignée en paient la facture.

L'histoire de Pauline

Pauline est une femme de 40 ans de petite taille, très mince, et a un visage dont on pourrait dire qu'il porte les marques de ses malheurs. Elle vient me consulter pour lutter contre la douleur. Elle est atteinte d'une maladie des intestins, la rectocolite hémorragique. Elle a mal au ventre pratiquement tous les jours et doit effectuer des lavements chaque soir avant de se coucher afin de vider ses intestins qui saignent. Elle est en processus de PMA avec don de gamètes parce que, ménopausée

à 30 ans, elle n'a plus d'ovules. Voilà la description d'une femme qui par ailleurs est écrivain pour enfant.
Le problème de Pauline est que, malgré de nombreuses tentatives de FIV avec don, ses embryons ne veulent pas s'accrocher. Elle ne sait pas pourquoi puisque ce sont les embryons d'une très jeune femme fertile.
Très vite, je lui propose des séances de relaxation afin de lui permettre de se connecter à son véritable être et de lâcher prise. Ces états de relâchement en conscience modifiée la conduisent à des découvertes de taille. Elle voit sa mère en souffrance. Elle l'entend pleurer en présence de son père, qu'elle ne connaît pas. Décédé juste après la naissance de Pauline, ce père ne l'a jamais vraiment intéressée.
Décontenancée, elle décide de mener son enquête auprès de sa mère, dont elle est très proche. C'est alors qu'elle apprend que son géniteur avait été violent. Il avait plusieurs fois frappé sa mère en l'obligeant à coucher avec lui. Leur relation intime était celle de l'autoritarisme et de l'agressivité physique.

En fait, la mère de Pauline était une femme battue, sauvée de justesse par la pression de son entourage sur son compagnon afin qu'ils se séparent. Lorsqu'il est parti, de peur de faire du mal à sa fille, la mère a considéré qu'il suffisait de dire à sa fille que son père les avait simplement abandonnées.

Mais le corps de Pauline avait parlé et elle ne pouvait pas en rester là.

Elle décide donc de faire pression sur la famille de sa mère, et c'est en questionnant l'un de ses oncles qu'elle apprend qu'effectivement sa mère avait été violée par son propre mari à plusieurs reprises, mais qui, « *à cette époque-là, pouvait considérer qu'une relation sexuelle non consentie avec son propre mari pouvait être un viol ?* ».

Impensable. Plus tard, elle ressent même des coups sur son corps. Cette dernière sensation « incroyable », comme elle dit, lui paraît totalement bizarre puisqu'il s'agit a priori du corps de sa mère.

Puis elle décide de demander à sa mère de lui parler de sa grossesse. Étrangement, elle en revient apaisée, comme si elle s'était fait confirmer ce que son ventre essayait de lui dire depuis son enfance : son géniteur a donné des coups de pied dans le ventre de sa mère enceinte. Pauline et sa mère ont donc été battues toutes les deux. Elle sait maintenant ce que ses intestins lui « disent » depuis le début.

Il a fallu que son infertilité soit précédée par un autre message de son ventre. Le colon qui saigne s'est transformé en des coups qui suintent.

Ce ventre qui logiquement devait « donner » un bébé n'a cessé de déverser des larmes de sang et de douleur. C'est devenu clair pour Pauline, maintenant. Comment pouvait-elle fabriquer un enfant sur une plaie ouverte ? C'est comme si on voulait bâtir une maison sur un tas de gravats. La brique peut être belle, comme tous ses embryons en pleine vitalité. Mais s'il n'y a pas de sol sain et accueillant, aucune fondation n'est possible. Tous les rêves de grossesse se sont à chaque fois écroulés au moment de la prise de sang. Négatifs, les résultats traduisaient l'absence de la moindre accroche.

L'empreinte de cette violence me fait penser à la théorie des champs morphiques et à leur principe de la répétition : tout phénomène naissant est vibratoire et similaire à un phénomène déjà existant. Inscrits dans son corps, les coups gardés secrets par sa mère ont réapparu chez Pauline sous forme de maladie, faisant écho à la violence ressentie alors qu'elle était encore dans le ventre maternel, rendant progressivement sa fertilité impossible.

La relation destructrice mère-fille

L'histoire de Laure

Le parcours médical de Laure m'est encore en mémoire alors que cela fait trois ans que je ne l'ai pas revue. Elle est venue me consulter pour faire la paix avec son corps. Depuis qu'elle a rencontré son amoureux, elle est tombée enceinte quatre fois et elle a interrompu les quatre grossesses. Pourtant, elle voulait une famille avec cet homme. Sa psychothérapeute lui a conseillé de travailler sur ses émotions.
Sa vie a commencé de façon, disons, banale. Ses parents, un homme et une femme, sont tombés amoureux et ont fait un enfant. Dès le départ, elle m'a prévenue, comme pour se rassurer, qu'elle était un enfant de l'amour fou entre ses deux parents. Je me suis

demandé alors pourquoi elle insistait sur ce fait.
Petite, Laure est une fille parfaite. Comme elle aime bien le souligner : elle répond aux attentes de sa mère. Elle est jolie, elle n'est jamais malade, elle travaille bien à l'école. Plus tard, elle fait des études et devient médecin. À 32 ans, elle rencontre un garçon, médecin comme elle, et ils tombent follement amoureux. Seulement, elle ne comprend pas pourquoi elle tombe enceinte alors qu'elle prend la pilule. Elle ne l'oublie jamais, et, pourtant, il y a des « accidents ». Sans en parler à son compagnon, à chaque nouvelle grossesse, elle va au planning familial et a recours à l'interruption volontaire de grossesse. Jusque-là, cela ne lui pose aucun problème si ce n'est que le dernier « accident » a eu lieu lorsqu'elle était âgée de 35 ans et qu'elle s'interroge. Elle se demande pourquoi elle ne veut pas garder l'enfant alors qu'elle rêve de fonder une famille avec son compagnon. Dans cette détresse, elle demande même à son gynécologue d'évaluer l'état de sa réserve

ovarienne afin de se rassurer pour ses futures grossesses. Elle réalise aussi qu'après chaque IVG elle appelle sa mère pour l'informer d'une « fausse couche ». De peur de la réaction de cette dernière, elle ment. C'est alors qu'elle se retrouve à mon cabinet.

Dès le début, elle réalise que sa mère est pour elle la personne dont elle a le plus peur au monde. Elle prend conscience que finalement, depuis qu'elle est née, elle se comporte et vit exactement comme cette dernière le lui dicte.
En travaillant sur ses mémoires intra-utérines et sur le passé de ses parents, elle rassemble tous les morceaux du puzzle. Elle découvre notamment que sa mère avait en quelque sorte provoqué le rapport sexuel lors duquel Laure fut conçue. La grossesse lui permettant d'épouser l'homme qu'elle aimait, c'est comme si elle avait utilisé l'enfant à ses fins personnelles. De ce fait, il est possible que Laure se sente inconsciemment responsable de l'union de ses parents. Lorsqu'elle fait ses « fausses

> couches », sa mère toxique lui répète qu'« *on peut très bien vivre sans enfant* », qu'elle n'est « *peut-être pas faite pour être mère* », qu'elle a « *déjà des neveux et des nièces et [que] le plus sage serait pour [elle] de prendre soin d'eux pour [se] rendre utile dans la vie* ». Laure comprend enfin que toutes les IVG étaient en réalité une sorte d'autocensure. « *Comment pouvais-je m'imaginer être mère tout court, si je n'existais pas pour ce que j'étais : une enfant libre de choisir sa vie ?* »

La domination de certains parents peut se révéler très subtile mais très puissante, et elle est toujours destructrice. Surtout en ce qui concerne les relations mère-fille. Les filles des dominatrices passent leur vie à faire plaisir à leur mère ou à répondre à leurs demandes sans que ces dernières aient à les formuler et sans refus possible. Les mères manipulatrices prennent le contrôle sur la vie de leurs filles en excellant à leur apprendre la culpabilité sans que cela se voie. En passant aux IVG, Laure détruisait littéralement ses embryons, mais elle tuait aussi en quelque sorte l'enfant qu'elle était. Puisqu'elle était livrée à des responsabilités d'adulte, l'enfant n'a jamais pu s'exprimer en elle.

Je crois que nombre de femmes qui deviennent stériles sans raison médicale portent en elles ce genre de culpabilités enfouies et très anciennes.

L'acte créateur, cet acte sexuel auquel s'adonne une femme future mère toxique, n'est jamais innocent. Il a une utilité, et l'enfant qui en est issu n'est pas destiné à vivre pour lui mais pour servir son parent manipulateur. Toutes les mères ne sont pas manipulatrices, fort heureusement. Mais dans l'accompagnement de l'infertilité, la relation mère-fille mérite que l'on s'y attarde, même si, parfois, les jeunes femmes ne se sentent pas l'envie d'y travailler.

Qu'il s'agisse d'un père ou d'une mère, l'acte de création instrumentalisé est toujours l'expression d'une violence à l'égard de son partenaire. Un enfant né de ce genre de relation de dépendance garde des traces de cette instrumentalisation en devenant à son tour chosifié. Comme celle de son parent manipulé, la vie d'un enfant de manipulateur est donc orchestrée selon les plans de ce dernier.

L'histoire de Brigitte

Brigitte, qui a découvert seulement à 50 ans qu'elle désirait enfin un enfant, explique : « *Depuis toujours, j'ai été persuadée que je ne pouvais assumer un enfant. J'ai pensé au sujet de moi-même que j'étais faite pour faire carrière, réussir dans ma vie professionnelle, celle que ma mère a rêvée pour moi. Aujourd'hui, occupant un haut poste dans le milieu de l'aviation, je ne sais même pas pourquoi je suis devenue ingénieure, sans doute parce que ma mère a toujours eu beaucoup d'admiration pour les femmes indépendantes, ayant réussi leur vie professionnelle indépendamment d'un homme. En réalité, je n'aime pas ce que je fais. Je suis célibataire, je n'ai jamais pu rester plus de six mois avec un homme, je n'ai pas d'enfant, j'ai raté ma vie.* »

Brigitte a organisé sa vie en fonction des plans de sa mère. Les femmes infertiles nées d'une union toxique découvrent parfois tard que quelque chose n'allait pas dans le couple de leurs parents. En tout cas, que le parent dont elles sont victimes de manipulation est et a toujours été un parent toxique, non seulement pour l'autre parent mais pour elles aussi. C'est la plupart du temps lors d'une difficulté relationnelle, d'une perte de travail ou d'une énième séparation qu'elles commencent à réaliser l'existence du poison dans leur vie.

Et, lorsque le désir d'enfant conscient apparaît, souvent tard d'ailleurs, ces femmes découvrent avec choc que malheureusement leur mère ou leur père « ne leur veut pas du bien ».

La fertilité de ces personnes-là est visiblement entravée dans ces liens de dépendance et de destruction. Alors qu'il est naturel pour une femme de se projeter avec un enfant, les filles de manipulateurs se trouvent embrigadées dans un système de croyances familiales qui ne leur autorise pas la maternité.

Les croyances induites par le comportement d'un parent toxique ont le pouvoir de

déterminer le comportement destructeur de son enfant.
Dans ses travaux sur l'empreinte originelle, Konrad Lorenz, zoologiste, éthologue et ornithologue autrichien, parle de « l'empreinte psychique » que peut constituer « un affect négatif de la mère vis-à-vis de son bébé ». Les conséquences de ces affects seraient entre autres des conduites destructrices, des addictions, des dépressions, des psychoses.

8

Comprendre *et* SOIGNER *sa* fertilité

Une partie intégrante de soi

Aussi loin que je me souvienne, l'une de mes grand-mères répétait la phrase : « *On a le nombre d'enfants que l'on est capable d'assumer.* » Durant des années, je me suis épuisée à vouloir la comprendre. Évidemment, adolescente, je ne pouvais pas réaliser toute sa dimension psychologique. Mais aujourd'hui, après toutes ces longues années de combat pour avoir mon enfant, je comprends enfin. Je comprends que la fertilité est l'affaire de trois éléments : du corps, bien évidemment, du mental, mais aussi du cœur. Si tout au long de ces pages j'ai essayé de proposer une vision de l'infertilité autre qu'une simple altération physique des organes, je souhaite à présent donner aux lecteurs et lectrices quelques pistes pour la prise en charge individuelle de sa fertilité.

La fertilité n'est rien d'autre qu'une partie de soi. C'est un état du corps permettant de procréer. C'est donc une partie vivante de notre être qui se construit en même temps que nous.

C'est en tombant enceinte pour la première fois et en décidant d'interrompre cette grossesse que j'ai réalisé que j'avais un pouvoir monstrueux sur mon corps. Si l'expérience de cet avortement fut traumatisante, je savais que, paradoxalement, la destruction de l'embryon correspondait à une étape de construction de mon existence. Aussi violent que cela puisse paraître, il n'existe pas d'acte gratuit en matière de conception. À l'époque, j'étais très jeune, et le garçon dont je suis tombée enceinte n'aurait pas pu être le père de l'enfant. Pas en tout cas le père que j'imaginais pour lui. Et c'est bien le problème de nombreuses femmes qui portent la vie en elles à un moment où elles ne peuvent pas assumer le fait de porter la vie en elle. L'ampleur de ma souffrance m'a permis de prendre conscience de l'injustice qui planait sur moi puisque je désirais être maman. L'histoire d'amour que je vivais était en réalité celle d'une profonde dépendance affective très destructrice qui m'a conduite à bien des états de souffrance émotionnelle et physique. Ce n'est que plus tard que j'ai compris que cette partie de moi, que j'ai tant détestée et rejetée pour cet acte, était certes endeuillée mais ô combien vivante ! J'ai compris que l'absence d'amour pour moi-même ne pouvait qu'entraîner l'absence d'amour pour l'enfant, ou en tout cas des difficultés à le garder. Lorsque la difficulté de procréer apparaît, il me semble juste de se poser ces questions : Quelle est la partie de moi qui souffre ? Que veut-elle me dire ? Quels sont les événements qui l'ont abîmée ? Que pourrais-je faire pour apaiser sa souffrance ?

Si vous osez prêter attention à cette partie, il y a de fortes chances pour que vous découvriez à quoi correspondent vos blocages psychologiques. Nombre de femmes découvrent à ce stade des freins insoupçonnés. Alors qu'elles avaient conscience d'avoir peur de vivre sans enfant, elles se surprennent à angoisser à l'idée d'en avoir ! Je pense à Julie, une quadragénaire qui a procédé à quatre tentatives de fécondation in vitro avec don d'ovocytes sans succès. Épuisée, elle a laissé tomber. À 41 ans, elle est tombée enceinte naturellement, et, malgré une grossesse tout à fait « normale », elle n'arrivait pas à l'annoncer à son entourage ni même à montrer son ventre dans la rue.

L'appréhension d'avoir un enfant est devenue évidente à ce moment-là, et il a fallu plusieurs mois de la grossesse avant qu'elle n'ose s'en réjouir.

Que la grossesse tarde en raison de difficultés médicales ou psychiques, un déblocage émotionnel est toujours possible. Je me suis souvent posé cette question du « possible », pendant de longues années, avant de découvrir que mes relations amoureuses n'étaient pas celles d'une femme adulte. Ce n'est qu'au bout d'un certain temps que j'ai acquis ma liberté émotionnelle et enfin pu devenir mère. En décidant de concevoir mon enfant avec son père, j'ai fait le choix libre, conscient et responsable de mon histoire. Et, même si nous luttions pour cette grossesse, je savais qu'il s'agissait de la bonne personne. C'est aussi à ce moment-là et par cet acte-là que l'idée de changer mon histoire est devenue claire et évidente.

Il est possible de changer l'histoire de sa vie.

Il faut pour cela identifier tous les événements qui nous ont blessés, abîmés. La trajectoire de chaque femme est différente, et les blessures du passé ont le grand pouvoir de stopper ce que la nature a prévu : donner la vie à notre tour. Mais, heureusement, l'inverse est aussi vrai ! Bon nombre de femmes qui, ayant vécu des histoires difficiles, n'y croyaient pas, deviennent mères malgré leurs croyances négatives. Leurs grossesses prouvent qu'il est possible de changer l'impact négatif du passé et de ne plus en souffrir. Combien de femmes me disent : « *C'est le destin. Je ne suis peut-être pas faite pour cela...* » Non, ce n'est pas vrai, l'infertilité n'est pas une affaire de destin. Et il est possible de changer sa vie. En travaillant sur soi, en interrogeant son inconscient, il est tout à fait possible de changer le sens de votre trajectoire. Pour changer la vie de mon corps qui se sentait impuissant, j'ai essayé de comprendre qui j'étais vraiment et qui je croyais être. J'ai appris à reconnaître cette partie de moi qui n'avait aucune estime d'elle-même. J'ai trouvé les raisons, les fondements de ce mépris que je nourrissais pour la partie féminine que j'avais en moi. Étant née dans une famille dysfonctionnelle, d'un papa alcoolique lui-même méprisé par son père, j'ai vécu mon enfance comme si j'étais une simple machine. Je me suis tout de suite approprié ce terme, car, petite et jeune, je me sentais exactement comme cela. Je suis née quand mes parents avaient seulement 23 ans. Sans savoir pourquoi, toute mon enfance je me suis sentie responsable de leurs problèmes d'adultes. J'étais très seule et me sentais impuissante face à cette solitude. Ce sentiment s'est accentué lorsque ma sœur et mon frère sont venus au monde. Ils étaient plus jeunes que moi, et j'avais l'impression que toute l'attention des « grands » était portée sur eux alors que moi je devais « me débrouiller ». Je cherchais en permanence un moyen de répondre aux exigences du milieu, de la famille. J'ai donc tout donné de moi : de bonnes notes à l'école, un comportement exemplaire, l'autonomie. Aujourd'hui je peux dire que tout cela avait pour objectif de ne pas décevoir ma maman. Je me suis ainsi substituée à un homme, ou en tout cas à quelqu'un qui devait coûte que coûte chercher à devenir vite indépendante pour soulager ma mère dans son quotidien difficile. Réparer à tout prix. J'ai fait de belles études, je suis devenue indépendante financièrement, et pendant de longues années je me suis souciée du bien-être de ma fratrie. Mon statut de « machine » m'a empêchée de devenir une femme. De me reconnaître en tant que telle, de m'attribuer suffisamment de valeur pour être aimée et respectée par quelqu'un qui veuille bien devenir le père de mes enfants.

Se raconter sa fertilité

Lorsque la partie responsable de la fertilité est en souffrance, le monde s'écroule. L'incompréhension est si grande, que le seul moyen de trouver les réponses est d'analyser sa vie antérieure. C'est le moment où, inconsciemment, vous faites appel à votre mental. Et le mental a tendance à ruminer de façon incroyable. Si vous le laissez libre, il va chercher des informations sur votre passé pour bâtir des arguments rarement bénéfiques pour vous. Par exemple, si vous avez vécu une expérience traumatique, il va tenter de justifier les échecs de grossesse par la présence de ce traumatisme sans offrir de solution de sortie. Pire, il va construire tout un tas de croyances négatives pour donner sens à votre cauchemar. Par exemple, vous pourriez vous répéter en boucle que vous n'êtes bonne à rien et surtout pas faite pour être mère, parce qu'un jour votre mère a douté de vos capacités.

Ou bien vous vous direz que vous ne le méritez pas, car vous avez fait quelque chose de mal, en pensant à un événement du passé.

Ou encore vous vous direz que votre corps est beaucoup trop faible pour assumer la création d'un autre corps.
De tels jugements négatifs et autoflagellations sont quasiment permanents, car, paradoxalement, c'est la manière la plus simple pour vous de vous « arranger » avec la réalité !

En lisant ces mots, vous êtes peut-être stupéfaite d'apprendre que la culpabilisation ou l'autojugement sont une solution facile. C'est pourtant vrai. L'histoire de votre vie est parfois lourde, et pour la réécrire il faudrait ouvrir le livre entier, revoir les pages, les événements, rejouer les scènes et changer les décors. Et cela prend un peu de temps. Et cela demande de l'énergie. Et cela oblige certes à retourner un instant dans le passé. C'est donc une tâche exigeante et parfois douloureuse. Mais elle est ô combien gratifiante ! Et pour cause, elle offre la possibilité de percevoir votre histoire de manière plus claire et plus consciente avec l'intention de ne plus la subir mais d'en devenir actrice. En ouvrant le livre de votre vie, vous pouvez changer son cours. Vous pouvez réinterpréter toutes vos expériences et leur donner un sens différent. J'ai eu ce pouvoir-là. Vous l'avez aussi.

C'est ce que j'appelle « se raconter des histoires sur sa fertilité ». C'est un ensemble de croyances que votre mental met en place pour créer un conte plus ou moins supportable expliquant l'absence de l'enfant. Mais ce conte, vous avez la possibilité de le changer. Car si sa première version peut vous aider momentanément à comprendre, elle ne vous laisse guère de porte ouverte à la fertilité globale, la possibilité d'accueillir un enfant dans vos bras ! Son énergie destructrice ne fait que maintenir un état de souffrance sans issue possible.
J'attire donc votre attention sur votre mental et sur ce qu'il peut inventer pour vous « arranger ». Car l'état de votre mental influence l'état de votre fertilité. Tout ce que nous avons évoqué dans ce livre l'influence, bien sûr, mais ce que vous vous dites au sujet de tout cela l'influence encore plus.

Ce que je préconise est donc de changer votre pensée. De changer de point de vue. D'abord, ne pas vous affoler rien qu'en lisant ce livre et mes conseils, en vous disant que c'est un travail extrêmement lourd et long. Ce n'est pas vrai. Il faut un peu de temps mais pas de longues années. Pensez plutôt qu'il s'agit d'un retour à soi. À ce qui est essentiel.

À ce que vous êtes vraiment, à votre essence véritable, si vous voulez. Et cette simplicité vous aidera à prendre soin de votre fertilité. Votre corps fertile existe. Il faut l'aider à émerger. Parfois, vous vous demandez si vous êtes vraiment faite pour faire des enfants. Mais, si tel n'était pas le cas, vous ne seriez pas en train de lire ce livre et d'essayer de tomber enceinte. Si vous faites tout ce qu'il faut faire pour votre santé physique, faites-le également pour votre bien-être psychique. De toute manière, l'une ne va pas sans l'autre.

Vous devez donc changer l'histoire que vous vous racontez. Changer de point de vue, c'est rendre l'histoire suffisamment acceptable pour vous autoriser à avoir un enfant. Tout est question d'autorisation intérieure. Pour y parvenir, il faut voir tous les aspects de votre passé qui vous ont jusqu'ici « interdit » de devenir mère. Il faut ensuite les analyser et extraire les croyances négatives que vous avez installées dans le passé lointain mais aussi le passé immédiat. Il faut enfin supprimer ces croyances, faire place nette et en installer d'autres qui créent la permission de devenir mère. N'oubliez pas, vous êtes composée de nombreuses parties intérieures qui désirent et autorisent des choses totalement contradictoires. Ne dites-vous pas souvent « *il y a une partie de moi qui souhaite continuer et une autre qui me dit que cela ne sert à rien* » ? Nous avons, vous, moi, nous, les humains, tant de parties qui se parlent en permanence en nous ! Elles négocient, elles se disputent, elles prennent des décisions importantes ! Dans ce travail passionnant, il s'agit d'extraire celles qui sont capables de trouver les réponses justes pour vous au moment où vous souhaitez devenir mère.

Faire le tri

Dans votre vie, que j'appelle aussi votre « maison avec grenier », il y a des choses que vous avez vécues vous-même et qui ont fait naître des états émotionnels vous appartenant. Mais il y a aussi des éléments qui ne vous appartiennent pas, car ils vous ont été transmis par vos parents ou d'autres personnes. Et pourtant, ils se trouvent dans votre grenier ? Est-ce normal ? Naturellement, non.

Alors, il faut les supprimer. Si votre mère vous a dit que vous ferez une brillante carrière et que la vie sans enfant peut être merveilleuse, vous pourriez vous interdire de fonder une famille. Mais est-ce votre souhait véritable ? Est-ce le désir de votre être profond ? Rien n'est moins sûr. Cette croyance que vous avez prise pour vôtre est très enracinée, et tous les échecs de vos FIV ou vos fausses couches ne font que confirmer les dires de votre mère. L'histoire paraît si logique qu'il est difficile d'admettre qu'elle n'ait pas raison. Et pourtant, dans cette vie de carrière il manque quelque chose. Il manque un enfant dont vous n'osez peut-être pas rêver. Il n'y a pas de flamme de bonheur dans votre ventre. Alors, que faire ? Admettre que ce n'est pas vous. Que votre trajectoire n'aurait, peut-être, pas été la même si c'était vous qui aviez fait le choix de votre vie. Et la changer.

Dans le grenier de votre maison, il y a tout un tas de pensées, de décisions, d'objectifs. Il est donc indispensable de ne garder que ce qui est à vous et de chasser le reste.

Créer son jardin intime de la fertilité

J'aime aussi utiliser la métaphore du jardin. Comme celui de votre maison, le jardin de votre fertilité se cultive en permanence. Je vous propose dans ce livre d'effectuer un travail de visualisation comme suit :

Imaginez que vous vous trouvez dans un beau jardin à la fin de l'hiver.
Lorsque vous portez votre attention sur les différents endroits de votre jardin, vous pouvez constater la présence des feuilles, des herbes, des insectes utiles et d'autres plantes parasites. Ce n'est rien d'autre que le jardin de votre vie. Les feuilles séchées peuvent représenter tous vos vécus négatifs. Il peut y avoir des humiliations, des frustrations, des sentiments d'injustice, d'infériorité, que sais-je. Dans ce jardin, vous êtes celle qui peut mettre de l'ordre. Vous pouvez ranger, rassembler les feuilles selon leur sens ou leur caractère, les insectes et les plantes, selon leur action bénéfique ou destructrice. Vous pouvez arracher et ramasser les branches des arbres et des arbustes selon leur état et leur utilité pour la santé de votre jardin.

Vous pouvez créer des tas de feuilles, de branches et de cailloux. Ces tas, vous pouvez les numéroter, leur mettre des étiquettes. Les nommer, par exemple : le tas des émotions négatives, le tas des sentiments nuisibles, le tas des douleurs physiques. Certains tas peuvent représenter des désirs que vous n'avez jamais osé vous avouer. D'autres encore, tous vos échecs ou même des personnes qui vous ont fait du mal. Des regards, des opinions que d'autres avaient de vous.

Enfin, il peut y avoir des projets, des plans de vie que vous avez consciemment ou inconsciemment construits et n'avez jamais menés à terme. Il peut y avoir le désir d'enfant jamais exprimé ni actionné par vos comportements. Ce dessein inconscient qui a dû être freiné par des événements, des personnes, ou par vous-même.

Tout cela peut être reclassé et trié de la manière la plus confortable pour vous. De la manière qui vous convient pour prendre soin de votre pouvoir d'être fertile, pour accueillir un enfant dans votre jardin de vie.

Pour cela, il vous suffit de détruire ce qui n'a plus lieu d'être. Peu importe la manière dont vous le faites. Vous pouvez le brûler pour qu'il se transforme en cendres. Les cendres, c'est propre, c'est une partie de l'élément vivant. Vous pouvez le noyer afin qu'il fasse partie de l'eau, autre élément. Vous pouvez l'enterrer afin de faire du compost. La seule chose qui compte est que vous vous sentiez libérée. Et une fois que tout cela a disparu, vous pouvez trouver un endroit chaleureux dans votre jardin de vie. Là où vous avez la possibilité de semer de nouvelles graines. Il y a forcément beaucoup plus de place maintenant. Vous êtes libre de planter de nouvelles croyances qui vous font du bien, de nouvelles émotions qui remplacent les anciennes, il y a de la place pour le renouveau, pour la confiance, aussi. Vous avez ainsi préparé le sol, vous l'avez fertilisé, et maintenant il est temps de voir la maman que vous voulez être.

Apaiser le cœur

Vous l'avez compris, la fertilité et la conception sont une affaire du cœur. Il s'agit de toutes les émotions qui structurent votre vie et la santé de votre corps. Comme elles sont nombreuses et parfois persistantes, les émotions négatives doivent être bien « traitées », afin de vous servir et non l'inverse. Je parle souvent à mes clientes d'un certain lâcher-prise par rapport à la volonté de tomber enceinte et des états émotionnels qui s'y rattachent. De « laisser tomber », en quelque sorte. Les femmes me répondent que si elles lâchent prise, elles risquent d'abandonner le projet d'enfant, et cela leur serait insupportable. Là se trouve le cœur de ce sujet. La fertilité a besoin de calme intérieur. Elle a besoin que le cœur s'apaise pour exister. Ce n'est pas parce qu'on lâche prise que le désir s'arrête ! Cela n'a même rien à voir. Le calme est atteignable seulement quand on a accepté notre histoire de vie et qu'on l'a réécrite pour la rendre juste pour nous. Par le fait de « rendre juste son histoire », j'entends savoir en extraire tous les éléments qui nous ont fait grandir et qui nous ont donné encore plus de valeur.

En transformer certains afin qu'ils soient acceptables. Le lâcher-prise est un moyen de trouver le calme. C'est aussi une forme d'acceptation de ce qui ne peut plus être changé dans la réalité. Il permet de faire une place aux événements passés et présents sans qu'ils nous empêchent d'évoluer. Pour arriver à lâcher prise, il est nécessaire d'abandonner le mental et d'accueillir simplement ses émotions à l'état brut. Qu'entendons-nous par-là ? Eh bien, que, lorsque la tristesse vous envahit, c'est que vous avez besoin d'éprouver cette émotion parce qu'une pensée ou un événement l'a fait naître. Et il n'est nul besoin de juger votre tristesse et de vous juger vous-même parce que vous êtes triste. Cela transformerait la tristesse en sentiment de culpabilité, qui, lui, participe à la dépression. Si depuis des années vous êtes en colère, demandez-vous à quoi correspond cette colère, quel message elle veut vous transmettre au sujet de vous-même, et il vous sera possible d'atteindre la tranquillité. La colère ne vient jamais toute seule. Elle est une émotion tampon dont la fonction est d'exprimer des sentiments très profonds souvent inconscients. Elle est aussi souvent une sorte de porte-parole des angoisses. Lorsque l'on se met en colère, c'est que quelque chose nous fait peur et que

nous avons du mal à l'exprimer ou à l'admettre. De même, vous pouvez vivre un sentiment d'injustice et être en colère sans savoir pourquoi.
Parfois, nous sommes jalouses, envieuses des femmes qui ont pu facilement construire une situation de vie que nous n'avons pas. Il est souhaitable dans ce cas d'interroger l'inconscient afin de savoir ce qui se cache dans cette émotion et de l'accepter comme un langage. Un langage grâce auquel nous pouvons mieux nous connaître.
La fertilité a besoin de patience. Si vous êtes capable de tout mettre en œuvre pour tomber enceinte, vous l'êtes aussi pour attendre. L'attente fait partie de la fertilité. Depuis que nous, les femmes, sommes nées, notre inconscient et notre corps nous préparent à enfanter. Nous sommes tout simplement programmées biologiquement pour cela. Mais lorsque l'on souffre d'infertilité, l'attente peut devenir un espace propice à des chamboulements émotionnels. Exactement ce dont la fertilité n'a pas besoin.
Si pendant l'attente vous passez par des montagnes russes émotionnelles, essayez d'atteindre le calme de la manière suivante : occupez-vous de ce qui peut vous rendre heureuse dans vos journées. Toutes ces choses que vous ne faites plus ou pas encore

parce que vous êtes occupée à attendre votre bébé. Souvenez-vous, votre vie vous a été donnée par vos parents. Elle a une grande valeur. Il est donc important de l'alimenter en permanence. Votre bébé aura bien plus d'envie et de plaisir à se nicher dans votre jardin si vous êtes heureuse. C'est cette nourriture que vous lui donnerez qui l'influencera positivement. Faites donc ce qui a du sens pour vous, des petits plaisirs, des mini-victoires. J'entends déjà des voix me disant : « *Mais je ne sais pas faire, je le ferai quand j'aurai mon enfant.* » Eh bien, justement, je vous propose de mettre en place tout un travail personnel pour pallier l'attente. Si, par exemple, vous pensez que la grossesse est le seul moyen de vous rendre heureuse, si vous décidez de prendre soin de votre corps seulement quand il vous donnera un enfant, si vous pensez devenir calme et heureuse à condition de tomber enceinte, ce chapitre est pour vous. Vous faites du mal à votre corps et à votre fertilité. L'amour de soi ne peut être conditionné par la fertilité. C'est l'inverse. La fertilité ne peut fonctionner que si vous êtes bonne avec vous. Que si vous ouvrez votre cœur à vous-même. Il faut donc vous pardonner à vous-même pour toutes ces souffrances que vous avez vécues. Le fait de se pardonner est essentiel pour trouver la paix dans l'attente. Il permet d'être douce et gentille avec l'enfant intérieur qui ne demande qu'une chose : être aimé.

Augmenter l'estime de soi

Il me semble indispensable de mettre en place un travail pour retrouver l'estime de soi. L'enfantement est une chose naturelle dans la vie d'une femme. Si vous en êtes privée, un sentiment d'insuffisance peut être à l'origine de l'altération de toute une échelle de valeurs et d'une baisse de l'estime de soi. Cela s'exprime par diverses tensions dans le corps et par la colère contre la vie, les autres, la famille, et souvent contre soi-même. Il est donc nécessaire d'agir sur cette autodévalorisation et la culpabilité, car elles font partie des éléments qui génèrent les états dépressifs. Se crée alors une forme de désamour de soi dont il faut absolument stopper la progression. C'est l'objectif du travail sur l'estime de soi. On peut pratiquer diverses méthodes psychocorporelles pour y arriver. La sophrologie, l'hypnose, les soins corporels et la psychothérapie donnent de bons résultats. Le cœur du travail est dans la rencontre avec son enfant intérieur. Il est possible de le visualiser plusieurs fois, voire tous les jours, et d'entamer un véritable dialogue avec lui comme si vous étiez la personne qui peut tout comprendre et l'aider quel que soit son chagrin. Il est possible de le faire grandir en soi tout en le valorisant. Le but est une reconstruction identitaire dans le positif. Cela permet d'identifier ses émotions et ses croyances négatives, ses expériences anciennes suivies de punitions et autres conséquences négatives. La rencontre permet de mettre en lumière les conflits intérieurs et les deuils non faits. Elle fait apparaître les loyautés qui vous emprisonnent.

Vous avez une seule énergie de vie, et c'est la même énergie que celle de votre enfant intérieur. Ce qui vous différencie est que vous pouvez maintenant comprendre votre passé. Cependant, votre enfant intérieur, lui, reste emprisonné dans ses schémas à lui. C'est pour cela que certaines personnes qui ont fait des années de thérapie, ont tout analysé et bien compris, restent souvent malheureuses. L'adulte a analysé mais l'enfant n'a pas été entendu ni aidé. La rencontre rend possible la guérison, la valorisation et la sortie du tunnel. Elle permet d'entrer en contact avec votre valeur personnelle. Grâce à elle, vous pouvez retrouver votre valeur et votre importance en tant qu'être humain, sans qu'il y ait nécessité de réaliser quoi que ce soit. Sans devoir mettre au monde votre enfant. C'est plutôt pas mal, non ? De pouvoir se respecter sans cette condition !

Réparer le corps

Les techniques de thérapie s'appuyant sur le travail avec l'inconscient donnent accès à la guérison du corps. Il ne s'agit pas de guérir l'infertilité. Il est plutôt question de soigner les parties de votre corps qui ont vécu les choses difficiles et qui ont participé à son apparition : les violences physiques et psychiques, les interventions chirurgicales et les accidents.

Un passé chargé de tensions et de conflits entraîne évidemment un épuisement émotionnel qui diminue les capacités du corps. Or, le corps devant accueillir un bébé a besoin d'être en forme. Et cela, quel que soit votre âge, quel que soit le mode de conception. Si vous n'êtes pas ménopausée, vous êtes encore à l'âge où la conception peut se faire naturellement ou, en tout cas, avec vos gamètes. Votre corps est alors censé être en pleine forme physique, surtout jusqu'à 35 ans. Ensuite, entre 35 et 45 ans, cela commence à changer. La vie émotionnelle a un impact plus important, vous vous fatiguez plus vite. Malgré une hygiène alimentaire impeccable, il est possible de prendre du poids, surtout si vous prenez des traitements boostant votre fertilité. Les cycles peuvent alors devenir irréguliers, avec des « *weeping of the uterus* », en français des « pleurs de l'utérus », c'est-à-dire les saignements en dehors des règles. De plus, la fameuse réserve ovarienne diminue vraiment rapidement à cet âge, et donc il reste peu de temps pour la procréation naturelle. Si elles souhaitent concevoir un bébé par don d'ovocytes, les femmes ménopausées vivent une situation très paradoxale à ce moment-là. Alors que le corps marque l'arrêt de la fertilité biologique, elles sont amenées à lui faire croire artificiellement qu'il peut encore procréer. Cela représente un stress immense pour le corps. Les processus émotionnels peuvent être à l'origine de complications hormonales. C'est le cas de nombreuses jeunes femmes qui n'ont pas atteint l'âge théorique de la ménopause, mais qui se trouvent pré- ou ménopausées à cause de chocs émotionnels.

La réparation du corps repose, entre autres, sur la respiration. Chaque souffle est rempli d'énergie vitale nécessaire au maintien de la vie et des capacités corporelles. Mais il permet aussi de nouer un contact avec l'espace qui nous entoure. Dès lors que nous permettons à l'espace d'entrer en notre corps, nous entrons en une sorte de contact intime avec les degrés plus profonds de nous-mêmes. Nous respirons depuis la vie fœtale. Notre cœur bat depuis ce même moment. La respiration et le pouls représentent un rythme intérieur : l'arrivée et le départ de la vague de l'énergie et de la matière dans notre corps. C'est la respiration qui lie notre corps avec l'univers. L'expiration est un nettoyage, l'inspiration est un renouvellement, une « aspiration » du monde extérieur. La respiration est un échange avec le monde, le fait de donner et de recevoir.
Je conseille volontiers la pratique quotidienne de la cohérence cardiaque, qui est littéralement une bouée d'oxygène pour tous les organes et qui permet de renouveler les fonctions du corps. Je trouve la respiration consciente pranayama très puissante, égale-

ment. Elle repose sur la régulation consciente de la profondeur du souffle, très bénéfique pour notre santé physique et émotionnelle. Dans cette respiration, le mental accompagne le corps de manière tout à fait passive. Cela lui permet de se reposer.

D'autres techniques en lien avec la respiration sont largement disponibles aujourd'hui et très efficaces. C'est, par exemple, le cas du yoga et du qi gong. Elles ont pour but une régénération physique et énergétique. Toutes apportent d'excellents résultats.

Par ailleurs, pour unifier le corps et l'esprit, il est très intéressant de pratiquer la médecine chinoise, car elle agit sur ce que j'ai voulu démontrer ici, c'est-à-dire l'influence de l'environnement sur les fonctionnalités du corps. Elle renforce l'estime de soi. Je recommande vivement sa pratique parce qu'elle possède une véritable philosophie concernant la fécondation.

Conclusion

Depuis environ une dizaine d'années, j'observe un nombre croissant de femmes de plus en plus jeunes souffrant de problèmes de fertilité. Parallèlement, des études sociologiques et scientifiques montrent que les effets de notre mode de vie et de l'environnement sont de plus en plus dévastateurs pour la santé des femmes. Ainsi, sur le site de l'Inserm, nous lisons que le stress pourrait « agir au niveau du cerveau » et que « les chances de fécondation seraient diminuées de près de 40 % chez les femmes présentant un niveau de stress élevé au moment de la fécondation ». De nombreuses investigations visent à étudier les facteurs environnementaux telle l'étude en cours de Daniel Vaiman à l'institut Cochin qui porte sur l'influence des mécanismes génétiques et épigénétiques de l'infertilité[42]. La question que je me pose alors est : est-ce que les femmes sont de moins en moins fertiles à cause de leurs problèmes personnels (stress,

42. Consulter le site de l'Institut Cochin pour en savoir plus : www.institutcochin.fr

carrière, vie chargée d'activités, traumatismes et difficultés personnelles) ou est-ce que leurs corps ne supportent plus les pesticides et autres substances qui détruisent silencieusement leur pouvoir d'enfanter ?

Je pense qu'il y a des deux. Chaque femme a un certain passé avant de devenir mère, et chacune l'appréhende à sa manière. C'est un fait qui ne change pas. Ce qui change, c'est que notre société est une société de pression pour elles en ce qui concerne la famille. Je pense qu'il y a des femmes qui souffrent d'infertilité parce qu'elles se sentent obligées de fonder une famille alors que, en l'absence de pression, elles ne le feraient pas. Il me semble aussi qu'il existe une vraie pression de la FIV dès lors que la grossesse tarde par rapport au délai de quelques mois. Sans cette pression sociale, ces femmes se laisseraient vivre, gagneraient en meilleurs rapports à leur corps et à leur psyché. Certaines vivraient sans enfant en acceptant ce que la nature leur offre ou pas. Et, dans certains cas, un enfant arriverait peut-être. Dans d'autres cas, elles feraient des traitements et deviendraient mères. J'entends par là que nombre d'entre elles se sentent infertiles parce que la question de l'enfantement s'est posée malgré elles. Parce qu'il n'est pas admis que l'on puisse accepter de vivre sans enfant, s'il ne vient pas naturellement ou parce que l'on a choisi de ne pas en avoir. Comme si la fertilité était obligatoire et l'infertilité était la peste. Dans ce livre, j'ai souhaité enlever aux femmes leur culpabilité. Ce sentiment extrêmement puissant qui prend sa source dans notre monde de religions monothéistes et qui continue de se renforcer en même temps que la médecine propose de nouvelles solutions à leurs problèmes. J'ai également voulu ouvrir quelques perspectives nouvelles pour appréhender la fertilité autrement. D'abord pour les femmes. Afin qu'elles puissent s'interroger davantage sur leur place dans la famille, dans la société, sur le rôle de mère et le sens qu'il peut revêtir pour elles personnellement. Ensuite pour le monde de l'assistance médicale à la procréation, afin qu'il puisse offrir aux femmes, à leurs compagnes et compagnons et à toute la famille des suivis toujours plus globaux et adaptés dans le processus de la conception. Parce que oui, la fertilité féminine est une affaire de couple, de famille, de société tout entière, et c'est pourquoi je propose ici de la regarder comme une partie de l'humanité qui dépérit et que l'on a la possibilité de préserver naturellement.

Pour moi, la fécondation in vitro ne peut pas être l'unique traitement de la fertilité, comme nous pouvons le lire et l'entendre. C'est un soin palliatif d'une fertilité individuelle et globale qui meurt à petit feu et qui peut être préservée en amont. Je plaide ici pour des actions de prévention, d'information, de prise de conscience au sujet de la fertilité de la femme actuelle. Je pense que c'est un problème qui concerne tout le monde et nécessite une véritable élévation de conscience au niveau global.

Remerciements

Merci à Laurence Paoli et Delphine Carré pour leurs relectures bienveillantes.

Je tiens également à remercier toutes les femmes qui ont traversé la porte de mon cabinet et qui m'ont fait confiance.

Bibliographie

OUVRAGES

ABRAHAM Nicolas, *Études freudiennes*, Éditions Denoël, 1975.

ANCELIN SCHÜTZENBERGER Anne, *Aïe, mes aïeux !*, Desclée de Brouwer, 2015.

ANCELIN SCHÜTZENBERGER Anne, *Le Plaisir de vivre*, Petite Bibliothèque Payot, 2011.

APULÉE, *L'Âne d'or ou les Métamorphoses*, Les Belles-Lettres, 1947.

BROUSSE Myriam, *Votre corps a une mémoire : Partir sur la trace des souvenirs profonds que l'esprit a oublié*, Éditions Marabout, 2013.

BYDLOWSKI Monique, *La Dette de vie*, PUF, coll. « Le Fil rouge », 2013.

CANNAULT Nina, *Comment paye-t-on les fautes de nos ancêtres ?*, Éditions Pocket, 2016.

DELAISI DE PARSEVAL Geneviève, *La Part du père*, Éditions Seuil, 1981.

DELASSUS Jean-Marie, *Le Corps du désir : Psychanalyse de la grossesse*, Éditions Dunod, 2010.

DEPONDT-GADET Martine, *PMA et médecines complémentaires*, Éditions Dangles, 2019.
IMBERT Claude, *L'avenir se joue avant la naissance : La Thérapie de la vie intra-utérine*, Visualisation, 2007.
DEPONDT-GADET Martine, *Stérilité et infertilité : Comment débloquer les barrages psychologiques qui entravent la fécondité*, Éditions Dangles, 2011.
DOLTO Françoise, *L'Image inconsciente du corps*, Éditions Seuil, 1984.
DUTHEIL Régis et Brigitte, *La Médecine superlumineuse*, Éditions Sand, 1990.
FAURE-PRAGIER Sylvie, *Les Bébés de l'inconscient : Le Psychanalyste face aux stérilités féminines aujourd'hui*, PUF, 2003.
GOLEMAN Daniel, *L'Intelligence émotionnelle*, J'ai Lu Éditions, 2003.
GRAY Miranda, *Lune rouge : Les Forces du cycle féminin*, Macro Éditions, 2020.
ODOUL Michel, *Dis-moi où tu as mal, je te dirai pourquoi*, Éditions Albin Michel, 2002.
ORLOFF Judith, *Wolnosc emocjonalną*, Lourum, 2010.
PERT Candace, *Molecules of Emotion*, Scribner, 1999.
PLATON, *Timée*, 91c. Les Belles-Lettres, 1925.

RUSSEL Edward, *Design for a Destiny,* Neville Spearman, 1971.
SAXTON BURR Harold, *The Fields of Life: Our Links with the Universe,* Ballantine, 1973.
SCHILDER Paul, *L'Image du corps*, Éditions Gallimard, 1968.
SHELDRAKE Rupert, *La Mémoire de l'univers*, Éditions du Rocher, 2007.
SPORK Peter, *Drugi kod,* Éditions WAB, 2011.

ARTICLES

KING Susanne, « Les effets du stress maternel prénatal sur le développement cognitif des enfants », 2007.
LEFEBVRE-MILLIEZ Marie, « La stérilité est-elle une punition dans la Bible ? », in *Réforme*, 2020. Consultable ici : https://www.reforme.net/couple/2020/01/21/la-sterilite-est-elle-une-punition-dans-la-bible/
NAOURI Aldo, « Le Désir d'enfant », article écrit pour la foire du livre de Bron « Lire à Bron », 1998.

THÈSE

MAUD Perreau, *La Dépression pendant la grossesse*, psychiatre et pédopsychiatre, 2007.

Imprimé en France par CPI Firmin-Didot
en avril 2023
N° d'impression : 174638
ISBN : 978-2-38015-752-9
Dépôt légal : mai 2023